AF534547

Handbuch Gerontopsychiatrie

Für Pflegende, Patienten und Angehörige

Farzaneh Naieni

Farzaneh Naieni

Handbuch Gerontopsychiatrie

Für Pflegende, Patienten und Angehörige

2. Auflage

Shaker Media

Bibliografische Information der Deutschen Nationalbibliothek
Die Deutsche Nationalbibliothek verzeichnet diese Publikation in der Deutschen Nationalbibliografie; detaillierte bibliografische Daten sind im Internet über http://dnb.d-nb.de abrufbar.

Die Ratschläge und Empfehlungen dieses Buches wurde vom Autor und Verlag nach bestem Wissen und Gewissen erarbeitet und sorgfältig geprüft. Dennoch kann eine Garantie nicht übernommen werden. Eine Haftung des Autors, des Verlages oder seiner Beauftragten für Personen-, Sach-, oder Vermögensschäden ist ausgeschlossen.

Sofern in diesem Buch eingetragene Warenzeichen, Handelsnamen und Gebrauchsnamen verwendet werden, auch wenn diese nicht als solche gekennzeichnet sind, gelten die entsprechenden Schutzbestimmungen..

Coverbild:© Joseph, Adobe Stock (572174979)
Bild S. 18 und S. 26:© bilderzwerg, Adobe Stock (65996534)
Bild S. 19:© reineg, Adobe Stock (162750187)
Bild S. 21:© L.Darin, Adobe Stock (271338671)
Bild S. 24:© VectorMine, Adobe Stock (584221808)
Bild S. 25:© bilderzwerg, Adobe Stock (49830794)
Bild S. 29:© bilderzwerg, Adobe Stock (158522493)

1. Auflage 2018
2. Auflage 2023

Printed in Germany.

ISBN 978-3-95631-996-9

Shaker Media GmbH • Am Langen Graben 15a • 52353 Düren
Telefon: 02421 99011-40 • Telefax: 02421 99011-49
Internet: www.shaker-media.de • E-Mail: info@shaker-media.de

Als Gerontologie bezeichnet man die Lehre vom Alter und dem Alterungsprozess.

Zur Gerontologie gehören folgende Bereiche:

Geriatrie	„Was ist Alter und was ist Altern?“
Gerontopsychologie	„Entwicklungsprozesse, Veränderungen bis zu krankhaften Persönlichkeitsveränderung
Gerontopsychatrie	„Medizinischer Umgang mit krankhaften Persönlichkeitsveränderungen“
Gerontosoziologie	„Alter und Rollen, wie sieht mich mein Umfeld?“
Geragogik	„Pädagogischer Bereich im Alter“

Gerontologie muss in Kombination mit der Medizin, als interdisziplinäre Wissenschaft betrachtet werden. Ich habe mich in dieser Ausgabe für den Bereich der Entwicklungsprozesse, Veränderungen, – vor allem krankhafter Persönlichkeitsveränderungen – im Alter entschieden, da meiner Meinung nach, der Wissensstand der einzelnen Krankheitsbilder, nicht jedem geläufig ist. Ob Schüler, Berufsanfänger oder „Alter Hase“, in meiner Tätigkeit fallen mir gerade in diesem Bereich viele Defizite, auch Fehler auf, die ich mit Hilfe meines Curriculum bearbeiten möchte. Entstehende Problematiken, Unsicherheit im Bereich des Wissens über diverse Krankheitsbilder, sowie Fehler im Umgang mit Patienten, sollen hinterfragt werden. Fehlhandlungen werden vermeidbar, wenn auch Feingefühl für fremdartig anmutende Verhaltensweisen, geschult sind.

Es gibt viele mögliche Gründe, warum du ein Buch über Gerontopsychiatrie schreiben könntest. Hier sind einige mögliche Motivationen:

1. Interesse an der Gerontopsychiatrie: Du könntest ein persönliches Interesse an der Gerontopsychiatrie haben und dein Wissen und deine Erfahrungen auf diesem Gebiet teilen wollen. Das Schreiben eines Buches ermöglicht es dir, das Fachwissen zu vertiefen und anderen Menschen dabei zu helfen, das Thema besser zu verstehen.

2. Wissenslücke füllen: Du könntest festgestellt haben, dass es auf dem Markt nur begrenzte Ressourcen und Informationen zur Gerontopsychiatrie gibt. Durch das Schreiben eines Buches könntest du eine Wissenslücke füllen und anderen Fachleuten, Pflegekräften oder Angehörigen von älteren Menschen eine wertvolle Informationsquelle bieten.

3. Beitrag zur Fachwelt leisten: Du möchtest möglicherweise einen Beitrag zur Fachwelt leisten, indem du Forschungsergebnisse, neue Erkenntnisse oder innovative Ansätze in der Gerontopsychiatrie präsentierst. Ein Buch kann eine Plattform sein, um dein Fachwissen zu teilen und andere Experten zu inspirieren.

4. Unterstützung für Betroffene und ihre Angehörigen: Die Gerontopsychiatrie umfasst die Diagnose und Behandlung psychischer Störungen bei älteren Menschen. Indem du ein Buch schreibst, das sich mit diesem Thema befasst, kannst du Betroffenen und ihren Angehörigen wertvolle Informationen, Ratschläge und Unterstützung bieten. Es kann ihnen helfen, die Herausforderungen im Umgang mit altersbedingten psychischen Erkrankungen besser zu verstehen und angemessene Strategien zu entwickeln.

5. Berufliche Weiterentwicklung: Das Schreiben eines Buches über ein spezifisches Fachgebiet wie die Gerontopsychiatrie kann deine berufliche Reputation stärken und als Experte auf diesem Gebiet anerkannt werden. Es kann dir neue berufliche Möglichkeiten eröffnen, wie beispielsweise Vorträge, Beratung oder weitere Publikationen.

Egal aus welchem Grund du dich entschieden hast, ein Buch über Gerontopsychiatrie zu schreiben, es ist wichtig, dass du deine persönliche Leidenschaft und dein Fachwissen einbringst, um anderen Menschen zu helfen und das Bewusstsein für dieses wichtige Thema zu fördern. Es ist wichtig, dass alle Pflegekräfte über Kenntnisse in Gerontopsychiatrie verfügen, da dies ihnen ermöglicht, angemessen auf die Bedürfnisse älterer Menschen mit psychischen Erkrankungen einzugehen. Gerontopsychiatrie ist ein Fachgebiet, das sich mit der Diagnose, Behandlung und Betreuung von psychischen Störungen im Zusammenhang mit dem Alter befasst.

Ältere Menschen sind häufig anfälliger für verschiedene psychische Erkrankungen wie Demenz, Depressionen, Angstzustände und andere kognitive Beeinträchtigungen. Diese Erkrankungen können das allgemeine Wohlbefinden, die Lebensqualität und die Fähigkeit zur selbstständigen Bewältigung des Alltags stark beeinträchtigen.

Pflegekräfte, die über Kenntnisse in Gerontopsychiatrie verfügen, können die Symptome und Verhaltensweisen älterer Menschen mit psychischen Erkrankungen besser verstehen und angemessen darauf reagieren. Sie können geeignete Betreuungsstrategien entwickeln, um den Bedürfnissen der Patienten gerecht zu werden, sie bei der Bewältigung von Herausforderungen zu unterstützen und ihre Lebensqualität zu verbessern.

Darüber hinaus ermöglicht das Wissen über Gerontopsychiatrie Pflegekräften auch die Zusammenarbeit mit anderen Fachleuten, wie z. B. Ärzten, Psychiatern und Therapeuten, um eine umfassende und ganzheitliche Versorgung älterer Menschen mit psychischen Erkrankungen sicherzustellen.

Insgesamt trägt das Wissen über Gerontopsychiatrie dazu bei, dass Pflegekräfte eine qualitativ hochwertige Versorgung älterer Menschen mit psychischen Erkrankungen gewährleisten können, indem sie deren spezifische Bedürfnisse verstehen, angemessene Unterstützung bieten und ein sicheres und unterstützendes Umfeld schaffen.

Mein Buch gibt Hilfestellungen beim Umsetzen von Verhaltensmaßnahmen, sowie Einblicke in diverse Krankheitsbilder der Gerontopsychiatrie. Da sich diese Unterpunkte der Gerontologie, genauer betrachtet, so nicht konkret abgrenzen lassen, ist meine Arbeit auch eine übergreifende Maßnahme in die übrigen Bereiche der Gerontologie. Meine Arbeit soll dazu beitragen, gewissenhaft und überlegt mit dem Patienten umzugehen. Jeder Einzelne sollte sich vor seinem Handeln die Frage stellen, was veranlasst einen Bewohner, so zu handeln, zu reagieren, wie er gerade reagiert. Frühzeitig Warnsignale und Anzeichen von krankhaften Persönlichkeitsveränderungen zu erkennen bzw. wahrzunehmen, ist Ziel meiner Arbeit. So können wir dieses bei internen Gesprächen, Übergaben, oder Mitarbeiterdiskussionen zum Thema zu machen.

Jede Veränderung die wahrgenommen wird, kann somit entsprechend eingeschätzt werden. Das zur Verfügung stehende Personal kann dementsprechend agieren: Mit dem Bewohner selbst, in Gesprächen mit Angehörigen und/ oder Betreuern. Gerade Angehörige verstehen die Veränderung des Verwandten oft nicht. Sie haben es schwer mit der Akzeptanz und der damit resultierenden Umsetzung. Ich wünsche allen Lesern des Curriculum viel Spaß beim Studieren und Lernen. Vor allem jedoch, viel Ehrgeiz und Engagement bei der Umsetzung.

Inhalt

Neuroanatomie, -physiologie

1. Aufbau des Nervensystems

Aufgaben des Nervensystems
Gesamtheit der Nervengewebe des Menschen. Es dient der Erfassung, Auswertung, Speicherung und Aussendung von Informationen. Gemeinsam mit dem Hormonsystem, regelt es die Anpassung der Organe und Organsysteme an die Anforderungen der Außenwelt.

Rezeptoren
Spezialisierte Nervenzellen.

Afferente Nervenfasern
Zum Zentralnervensystem(ZNS) hinführende, aufsteigende Nervenfasern.

Efferente Nervenfasern
Vom ZNS wegführende, absteigende Nervenfasern.

Leistungen des Nervensystems
Wahrnehmung/ Bewertung, Gedächtnis, Empfindung, Speicherung, Entwurf neuer Muster, Reaktionsbildung, Bewusstsein, Ruhe- und Leistungsphasenregulation.

ZNS
Zentralnervensystem, besteht aus Gehirn- und Rückenmark.

Peripheres Nervensystem
Alle außerhalb des ZNS liegenden Nervenzellen und Nervenbahnen, verbindet die Peripherie des Körpers mit dem ZNS.

Vegetatives Nervensystem
Autonomes Nervensystem, das nicht dem Willen unterworfen ist; wirkt vor allem auf die inneren Organe, reguliert das innere Milieu und (endokrine) Drüsen. Die Trennung vom ZNS oder PNS, vom Aufbau oder der Funktion her, ist kaum möglich. Die Systeme sind oft sehr eng verbunden.

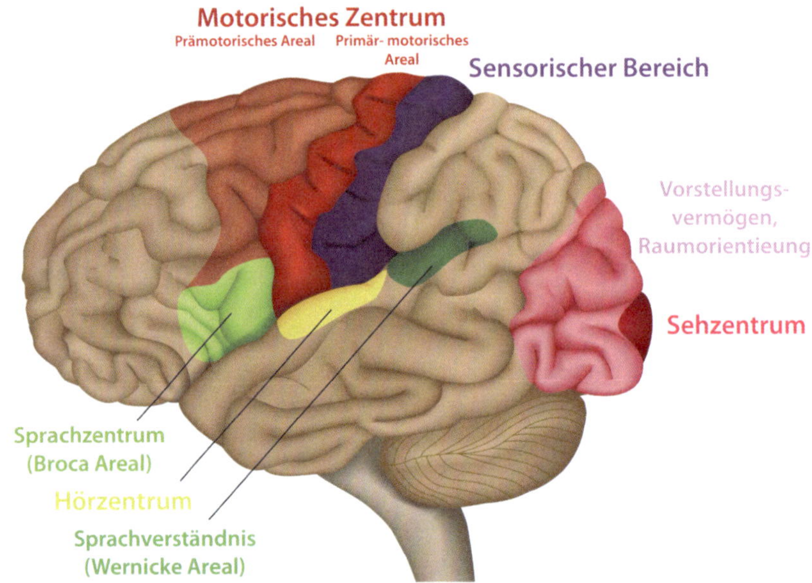

2. Aufbau des Nervengewebes
Es gibt zwei unterschiedliche Zelltypen:

Gliazellen
Dienen als Stützzellen der Ernährung und des Immunschutzes.

Neurone

Nervenzellen, die der Erregungsbildung und Erregungsleitung dienen. Sie haben eine Zellmembran, die elektrische Signale erzeugen und empfangen kann. Sie wachsen und teilen sich nach Abschluss der Gehirnwachstumsphase nicht mehr. Sie haben Zellfortsätze (Axon, Dendrit), die mit anderen Zellen Kontakt aufnehmen. Die Kontaktstellen zwischen Neuronen heißen Synapsen.

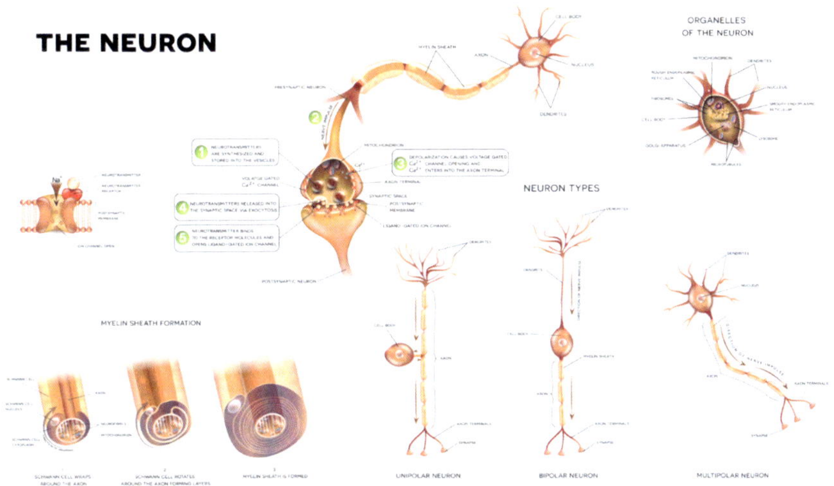

Ein Neuron besteht aus:

Zellkörper und Zellfortsätzen.

Ein Zellkörper besteht aus:

Zellkern, Zytoplasma, Zellorganellen, Zellmembran.

Dendriten

sind zuführende Fortsätze der Nervenzelle

Axon

ist ein fortleitender Fortsatz der Nervenzelle.

Synapse
Verbindungsstelle zwischen Nervenzellen, oder Nervenzelle und anderer Zelle z.B. Muskelzelle.

Markscheide
umhüllt die Axone.

Schwannsche Zelle
umwickelt das Axon, in ihren Zwischenräumen wird das Mark oder Myelin gebildet.

Nervenfaser
Axon und Schwannsche Zelle bilden die Nervenfaser.

Markhaltige Nervenfasern
sind gut isoliert und haben eine hohe Leitungsgeschwindigkeit

Marklose Nervenfasern
sind weniger isoliert, haben eine niedrigere Leitungsgeschwindigkeit

Ranvierscher Schnürring
Einschnürungen in die Schwannsche Zelle. Hier liegt die Membran des Axons frei, das elektrische Signal tritt mit der Zellmembran in Kontakt und kann so weitergeleitet werden.

Motorische Nervenfasern
Efferente Nervenfasern, die einen Skelettmuskel innervieren.

Sensible / sensorische Nervenfasern
Afferente Nervenfasern, die Informationen von Sinnesorganen zum ZNS leiten.

Nerv
Bündel von parallel verlaufenden Nervenfasern

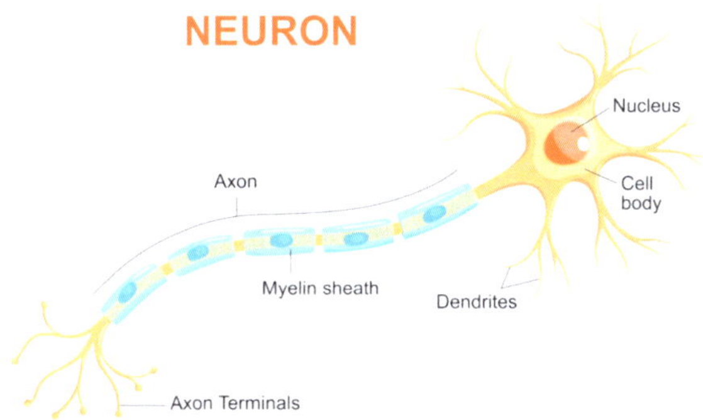

Gemischte Nerven
Motorische und sensible Nervenfasern in einem Nerven.

Fähigkeiten des Neurons:
Informationen in Form von elektrischen Signalen aufzunehmen, zu verarbeiten und weiterzuleiten.

Empfänger
Meistens Dendrit und Zellkörper.

Weiterleiter
Axon

Ruhepotential
Ruhezustand des Neurons. Das Zellinnere ist gegenüber der Außenseite der Zellmembran negativ geladen (-70mV), dies wird hervorgerufen durch eine unterschiedliche Ionenkonzentration. Innen herrscht ein Mangel an positiv geladenen Teilchen. Dadurch werden die Membran die K+ Ionen nach außen durchgelassen.

Aktionspotential
Die Ionenkanäle in der Zellmembran werden aufgrund der Reizung nach innen, für Na+ Ionen durchlässig. Aufgrund der stark negativen Ladung

im Zellinneren setzt sofort ein starker Einstrom von Na+ Ionen ins Zellinnere ein. Die Ladungsverhältnisse kehren sich um. Jetzt überwiegt an der Innenseite der Zellmembran die positive Ladung, sie beträgt +30mV.

Repolarisation
Die Leitfähigkeit der Zellmembran für Na+ Ionen nimmt am Höhepunkt der Depolarisation wieder ab und die Leitfähigkeit für K+ Ionen steigt für kurze Zeit stark an. Dadurch wird an der Innenseite der Membran nach 1ms die negative Ladung wieder hergestellt.

Depolarisation
Ladungsverschiebung an der Zellmembran zum Aktionspotential hin.

Refraktärperiode
Erholungszeit des Neurons. Während und unmittelbar nach Ablauf des Aktionspotentials ist die Nervenzelle nicht erneut erregbar. Dies ist der Filtermechanismus, der die Zelle vor Dauererregung schützt.

Schwelle
Mindeststärke eines Reizes. Erreicht ein Reiz die Schwelle, wird er immer mit derselben Stärke weitergegeben, es wird ein Aktionspotential ausgelöst. Erreicht der Reiz die Schwelle nicht, geht er verloren.

Elektrotonische Erregungsausbreitung
Schrittweise ablaufende Erregungsausbreitung bei marklosen Nervenfasern.

Saltatorische Erregungsleitung
Die Erregung springt bei dieser Art der Erregungsleitung von einem Schnürring zum nächsten, sie läuft in sehr großen Schritten ab.

Synapse
Verbindungsstelle zwischen zwei Neuronen. Besteht aus präsynaptischem, neuronpostsynaptischem Neuron und dem synaptischen Spalt.

Präsynaptisches Neuron
Enthält an seinem Ende ein vielfach verzweigtes Axon mit synaptischem Endknöpfchen.

Synaptisches Endknöpfchen
Enthält Vesikel, in denen Transmitterflüssigkeit enthalten ist.

Postsynaptisches Neuron
Enthält die postsynaptische Membran mit den Aufnahmestellen für die Transmitter.

Synaptischer Spalt
Zwischenraum bei prä- und postsynaptischer Zelle, der mit Extrazellulärflüssigkeit gefüllt ist.

Vesikel
Bläschen im synaptischen Endknöpfchen, die mit Transmitterflüssigkeit gefüllt sind.

Neurotransmitter
Flüssigkeit, die Reizübertragung zwischen Neuronen ermöglicht. Dies sind z.B. Acetylcholin, Adrenalin, Noradrenalin, Serotonin, Dopamin, Gammaaminobuttersäure, Neuropeptide etc.

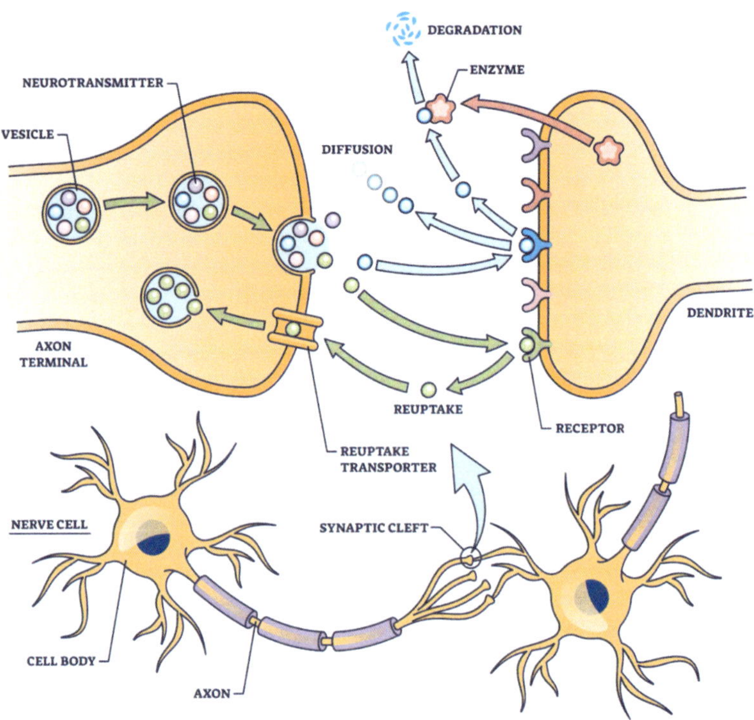
NEUROTRANSMITTER
DEGRADATION
ENZYME
NEUROTRANSMITTER
VESICLE
DIFFUSION
DENDRITE
AXON
TERMINAL
REUPTAKE
RECEPTOR
REUPTAKE
TRANSPORTER
NERVE CELL
SYNAPTIC CLEFT
CELL BODY
AXON

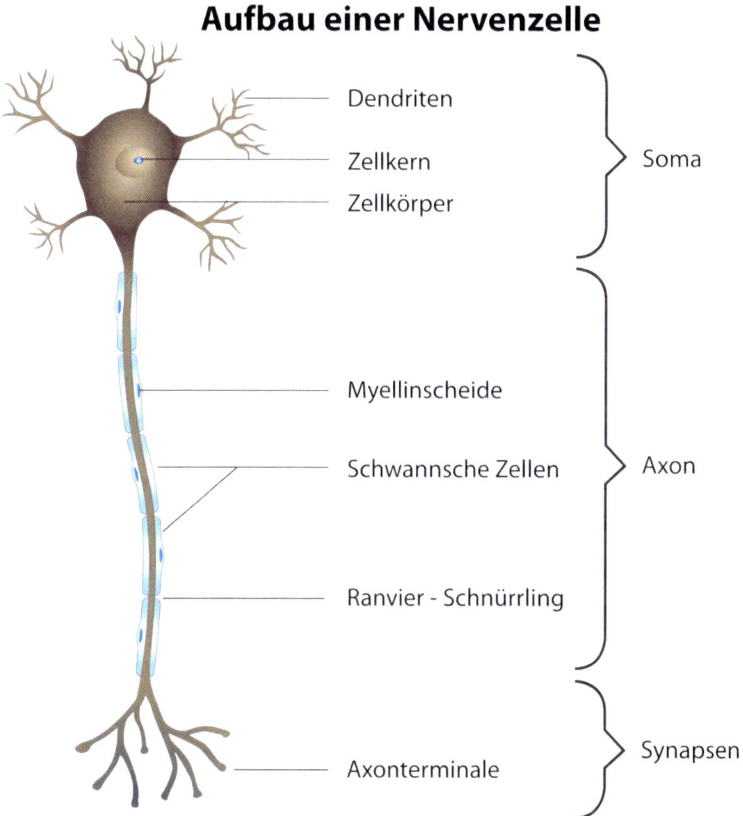
Aufbau einer Nervenzelle
Dendriten
Zellkern
Zellkörper
Soma
Myellinscheide
Schwannsche Zellen
Axon
Ranvier - Schnürrling
Synapsen
Axonterminale

3. Das Gehirn des Menschen

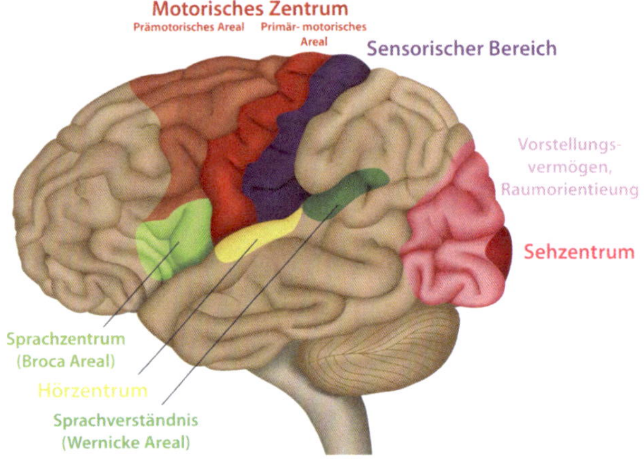

3.1. Das Großhirn

Sieht man von oben auf das Gehirn, so kann man zunächst zwischen den beiden Gehirnhälften unterscheiden, die durch eine Längsspalte in zwei gleich große Hälften geteilt werden. Diese Hälften werden Hemisphären (Großhirnhälften) genannt.

Das Gehirn wird unterteilt in 5 Endhirnlappen:

- Stirnlappen (Lobus frontalis)
- Scheitellappen (Lobus parietalis)
- Schläfenlappen (Lobus temporalis 2x)
- Hinterhauptlappen (Lobus occipitalis)

Der -lobus frontalis- Stirnlappen liegt in der vorderen Schädelgruppe. Er ist durch eine dünne Knochenplatte von der Augenhöhle und der Nasenhöhle getrennt.

Der -lobus parietalis- Scheitellappen- schließt sich an, der bis zum -lobus occipitalis- Hirnhautlappen reicht. An diesen schließt sich das Kleinhirn -Cerebeilum- an.

Zu beiden Seiten der Schläfen liegen die -lobi temporalis-, die nur durch eine dünne Knochenplatte vom Dach der Paukenhöhle, getrennt sind.

Jede Hemisphäre besitzt drei Rundungen, die als Pole bezeichnet werden.

- Stirnpol (bildet das vordere Ende das lobus frontalis)
- Hinterhauptpol (bildet das hintere Ende des lobus occipitalis)
- Schläfenpol (bildet das vordere Ende des lobus temporalis)

Unter den beiden Hemisphären liegen das Zwischen- und das Mittelhirn.

Drückt man die beiden Hemisphären etwas auseinander, sieht man in der Tiefe den Balken (corpus callosum), der die beiden Hemisphären miteinander verbindet.

Die Bereiche der Großhirnrinde werden in Areale, oder Felder eingeteilt. Man konnte bisher über 200 solcher Felder ermitteln und sie in einer Hirnrindenkarte darstellen.

Unsere heutigen Kenntnisse über Funktion bestimmter Rindenfelder beruhen auf Rückschlüssen, die wir aus krankhaften Prozessen, oder Versuchen im jeweiligen Rindenbereich, ziehen konnten. Bei den Rindenfeldern unterscheidet man zwischen primären, sekundären und tertiären Rindenfeldern.

Als primäres Rindenfeld bezeichnet man einen Großhirnbereich, der über eine Art Punkt– zu- Punkt- Verbindung efferent, oder afferent, mit einem peripheren Körperteil in Verbindung steht. Dabei richtet sich die Größe eines z.B. motorischen Rindenfeldes, nicht nach der Muskelmasse, sondern nach der Vielzahl an Bewegungsmustern. Deshalb ist z.B. das Rindenfeld für die Muskeln die die Hand bewegen wesentlich größer, als das Rindenfeld für die Muskeln, die das Kniegelenk bewegen.

Bei den primären Rindenfeldern unterscheidet man zwischen motorischen (efferenten) und sensorischen (afferenten) Rindenfeldern. Von den primär-motorischen Rindenfeldern aus, werden willkürliche Impulse zu den quergestreiften Muskeln entsandt. Die primär motorischen Zentren erhalten von den sekundär-motorischen Zentren die Information, wie der Bewegungsablauf früher erfolgt ist und jetzt ebenfalls zweckmäßigerweise zu erfolgen hat. Die sekundärmotorischen Zentren stellen z. T. das „Gedächtnis", die primär-motorischen Zentren den ausführenden Teil dar.

Zu den primär-sensorischen Zentren gelangen sensorische und sensible Impulse, wie Seh-, Hör-, Geschmacks- und Tasteindrücke. Neben diesen primär-sensorischen Zentren liegen zumeist die sekundär-sensorischen Rindenfelder, in denen die Impulse möglicherweise als Engramme (Erinnerungsbilder) weiterverarbeitet, und wahrscheinlich gespeichert werden.

An einem einzigen Handlungsablauf, sind jeweils mehrere Zentren aktiv beteiligt. Es gilt der Grundsatz: Je komplizierter ein Ablauf ist, desto mehr Zentren sind daran beteiligt. Die Informationen aus den einzelnen Zentren werden dabei einem übergeordneten, tertiären Zentrum zugeleitet. Dieses ist nur für die Assoziationen zuständig.

Die Leistung der Großhirnrinde ist vor allem dadurch zu erklären, dass die einzelnen Rindenfelder über zahlreiche Faserverbindungen mit anderen Rindenfeldern der gleichen, und der gegenüberliegenden Hemisphäre, sowie mit anderen Strukturen unter der Großhirnrinde, verbunden sind.

- Die motorischen Zentren liegen hauptsächlich im -lobus frontalis-.
- Die sensorischen Zentren liegen im -lobus parietalis-.
- Die akustischen Zentren liegen im -lobus temporalis-.
- Die optischen Zentren liegen hauptsächlich im -lobus occipitalis-.

Betrachtet man die Hemisphären so ist festzustellen, dass sie zwar optisch scheinbar spiegelbildlich angelegt sind, aber in ihren Funktionen nicht gleichwertig agieren. So ist z.B. das Broca - Zentrum (Sprachzentrum für die Sprechmotorik) nur auf einer Seite angelegt, (in 98% aller Fälle in der linken Hemisphäre). Außerdem ist zu beachten, dass manche Nervenbahnen aus dem Rückenmark ins Gehirn, und aus dem Gehirn zum

Rückenmark, zur Gegenseite kreuzen, so dass die rechte Körperhälfte in der linken Hemisphäre lokalisiert ist- und umgekehrt.

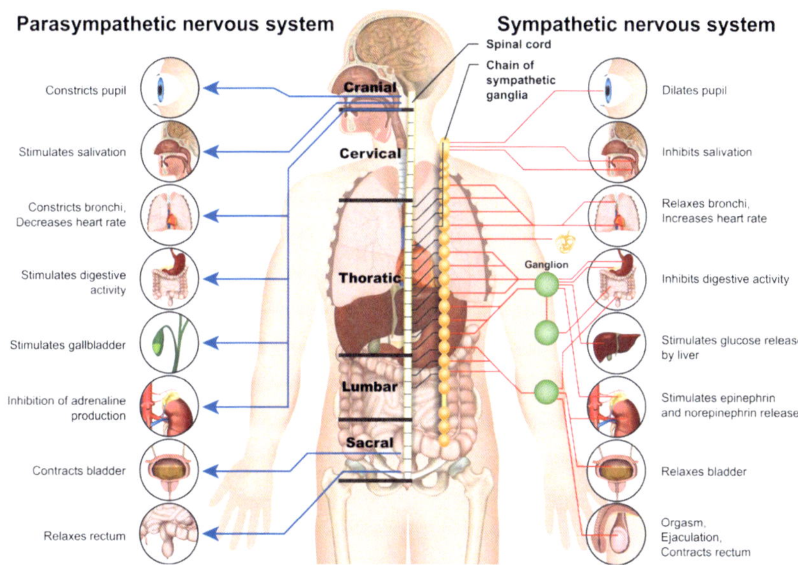

3.2. Hirn- und Rückenmarkshäute

Das ZNS wird an der Außenseite von Hirnhäuten (Meningnen) umschlossen. Die Hirnhäute werden in eine äußere, derbe und in eine innere, zarte Hirnhaut unterteilt. Die äußere Hirnhaut wird Dura mater, die innere Hirnhaut Endomeninx genannt. Diese Endomeninx wird nochmals unterteilt in eine dünne, äußere Schicht, die Arachnoidea, und in eine innere, gefäßreiche Schicht. Diese wird Pia mater genannt.

Zwischen den einzelnen Hirnhäuten liegen spaltförmige Räume:

Dura mater

Subduralraum

Arachnoidea

Subarachnoidalraum

Pia mater

3.3. Das Rückenmark (medulla spinalis)

Das Rückenmark stellt die Verbindung zwischen Gehirn und den Rückenmarksnerven dar. Es leitet über große, auf- und absteigende Bahnen Nervenimpulse, vom Gehirn zur Peripherie und umgekehrt. Im Rückenmark liegen ebenfalls Schaltstellen, in denen über Reflexe schnell erforderliche, zum Teil lebenswichtige, motorische Reaktionen ausgelöst werden können.

3.4. Lage des Rückenmarks

Das Rückenmark ist ca. 45 cm lang und endet beim Erwachsenen in Höhe des ersten, oder zweiten Lendenwirbels.

Es besteht aus:

- Halsmark
- Brustmark
- Lendenmark
- Kreuzmark

Es liegt innerhalb des Wirbelkanals, der aus Wirbelknochen besteht. Der Querschnitt zeigt eine schmetterlingsförmige Figur, die durch die Verteilung der grauen Substanz hervorgerufen wird. Die beiden Ausläufer eines Flügels, werden Vorder- bzw. Hinterhorn genannt.

3.5. Aufbau des Rückenmarks

Gehirn und Rückenmark sind in knöcherne Hüllen eingebettet, das Gehirn in die Schädelhöhle, das Rückenmark in den Wirbelkanal. Damit ist das weiche, zentralnervöse Gewebe optimal vor mechanischen Beschädigungen geschützt. Jedem Wirbel entspricht ein Abschnitt des Rückenmarks, ein Rückenmarksegment. Dieser gleichförmige Aufbau ist entwicklungsgeschichtlich bedingt. Im Laufe des Wachstums des Individuums, bleibt jedoch das Wachstum der Rückenmarkssegmente hinter dem der Wirbelkörper zurück, so dass das Rückenmark beim Erwachsenen etwa in Höhe der oberen Lendenwirbel endet. Allerdings bleibt der Aufbau in Rückenmarkssegmente erhalten.

Dem gleichförmigen Aufbau des Rückenmarks in Längsrichtung, nämlich in Rückenmarkssegmente, entspricht ein gleichförmiger Aufbau des Rückenmarks-Querschnittes in allen Abschnitten. Die Zellkörper der Neurone liegen in Inneren des Rückenmarks, die auf- und- absteigenden Bahnen in den Außenbezirken.

Einteilung der Psychosen

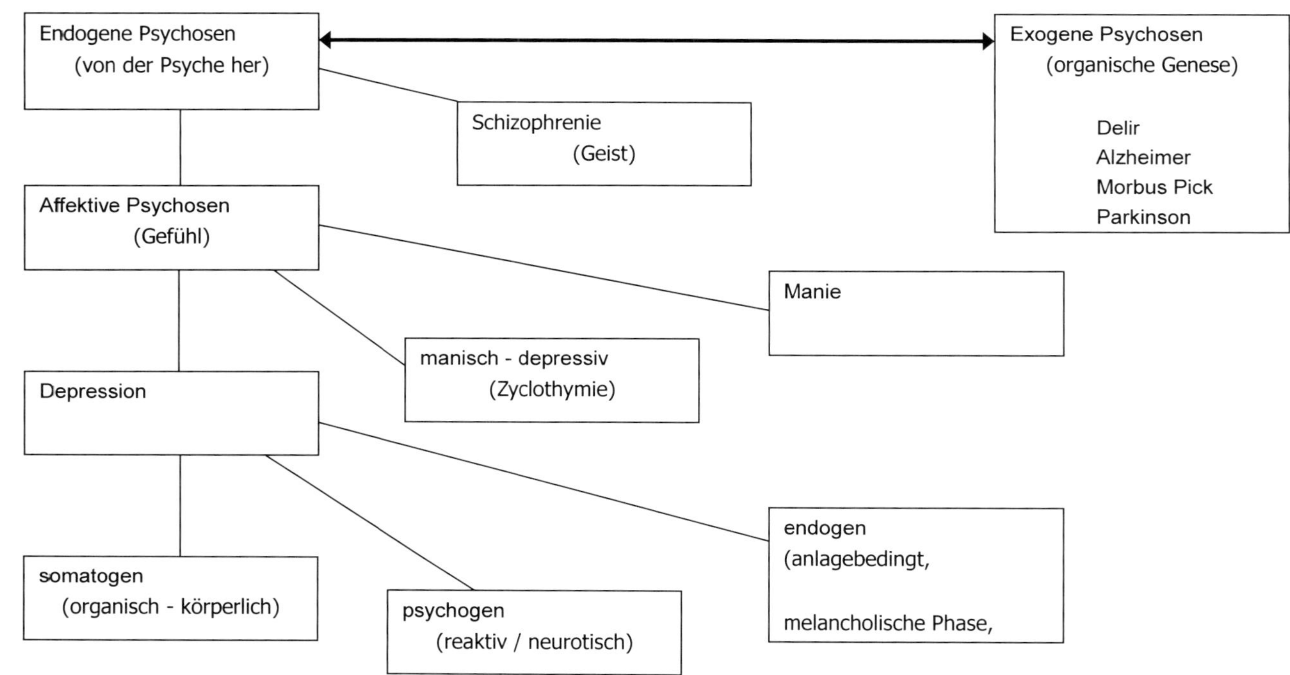

Endogene Psychosen

4. Schizophrenie

4.1. Definition

Bei der schizophrenen Erkrankung kommt es zum Auftreten charakteristischer, symptomatisch, oft sehr vielgestaltiger psychopathologischer Bilder mit Wahn, Halluzinationen. Ebenso kennzeichnen formalen Denkstörungen, Ich- Störungen, Affektstörungen und psychomotorischen Störungen, die vorliegende Erkrankung. Nachweisbare, körperliche Ursachen fehlen. Die schizophrenen Psychosen gehören zur Hauptgruppe der endogenen Psychosen, bei denen anlagebedingte Faktoren, als zumindest wichtig genommene Teilursache, angesehen werden. Hinsichtlich der Prognose handelt es sich hierbei um die schwerwiegendste psychische Erkrankung, wenn man von den organischen Erkrankungen absieht.

4.2. Historisches

Immer schon gab es Menschen, die ohne (für den Außenstehenden) erkennbare Himkrankheit, in Leid und Versagen gerieten. Jene, die als Gestörte ihres Geistes, des Verstandes, der Freiheit, oder des Willens bewertet, diagnostiziert und dargestellt wurden. Emil Kraeplin, (geb. 1856, gest. 1926), nannte die dargestellte Erkrankung „Dementia Praekox", Eugen Bleuer, (geb.1857, gest. 1939) , benannte sie 1911 als „Gruppe der Schizophrenien". Die Geschichte der Schizophrenie beginnt jedoch nicht erst mit diesen beiden Ärzten. Beide haben lediglich die gemeinsamen Charakteristika dieser Krankheit, trotz der Uneinheitlichkeit in Entstehung und Verlauf, beschrieben. Das Gemeinsame war für beide Forscher „die Zerspaltung der Persönlichkeit und der Autismus".

Kraepelin bemühte sich, den Begriff „Dementia Praecox" als vorläufige Verständigung einzuführen. Bleuler erarbeitete die Symptome in Grund- und akzessorische Symptome aus. Er stellte die Unterschiedlichkeit des

Erst-erkrankungsalters und des Verlaufes fest. Bleuer schlug den Namen Schizophrenien vor.

Kurt Schneider, (geb. 1887, gest. 1967) erweiterte die Diagnosemöglichkeit. Er teilte die Symptome der Schizophrenie in die des ersten, und zweiten Ranges ein.

4.3. Epidemologie

Die Prävalenz (Häufigkeit zu einem bestimmten Zeitpunkt)der Schizophrenie beträgt zwischen 0,5 und 1%. Die Wahrscheinlichkeit im Laufe des Lebens an dieser zu erkranken, liegt in der Durchschnittsbevölkerung bei 1%. Männer und Frauen erkranken gleich häufig. Die Zahl der Neuerkrankungen pro Jahr, wird mit 15-50 pro 100 000 Einwohner angegeben.

Das durchschnittliche Erst- erkrankungsalter beträgt bei Männern ca. 21 Jahre, bei Frauen liegt es im Durchschnitt fünf Jahre später. Mehr als die Hälfte aller Schizophrenien beginnen zwischen der Pubertät und dem 30. Lebensjahr.

4.4. Symptomatik und klinische Subtypen

Aufgrund der jeweils vorherrschenden Symptomatik, unterscheidet man vier klinische Subtypen:

Paranoid-halluzinatorische Form

- Katatone Form
- Hebephrene Form
- Schizophrenia simplex

Nach Eugen Bleuer gilt folgende Einteilung:

Zu den Grundsymptomen zählen Störungen

- des Denkens
- der Affektivität
- des Antriebes

Zu den akzessorischen Symptomen zählen

- Wahn
- Halluzination
- Katatone Störung

Wichtig für uns als Begleitung gilt:

Schizophrene Patienten haben eine hohe Suizidrate, die in der Größenordnung von 10 % angegeben wird.

Die Symptomatik ist sehr vielgestaltig und unterschiedlich, die Diagnose wird gestellt, wenn ein Mensch

- ohne Trübung seines Bewusstseins
- ohne erkennbare Hirnkrankheit und
- ohne nachweisbare Einwirkung psychedelischer Substanzen

bestimmte Störungen der Persönlichkeit (des Selbsterlebens, des Ichs) des Denkens, der Realitätsauffassung und Wahrnehmung, sowie der Affektivität aufweist.

Die Störungen der Persönlichkeit äußern sich darin, dass der Kranke sich verwandelt, fremd und verändert vorkommt, sich unwirklich fühlt und de- personalisiert. Die Gewissheit der Selbstidentität und der Einheitlichkeit der Person, gehen verloren (Zerspaltenheit des Ich).

Das Bewusstsein eigene Aktivitäten autark zu steuern, geht verloren. Der Betroffene kann seine Funktionen nicht mehr selbst lenken. Er erlebt sie, als von außen gesteuert, und beeinflusst. Die Abgrenzung des Ego gegenüber der Umgebung, geht verloren. Gedanken, Stimmungen und Bewegungen, werden (vom Erkrankten gemeint), fremd gesteuert. Andere Menschen wissen, innerhalb dieser Symptomatik, die eigenen Gedanken, oder können sie ihnen entziehen.

4.5. Störungen des Denkens

Denken bedeutet: „... sich offen halten für Fragen, Auffassungen und handlungsvorbereitende Überlegungen... entscheiden, urteilen und ordnen der Welt, gehört ebenfalls zur Basis".

Die Sprache dient dabei als Ausdruckssymbol. Sie fasst das „Nachdenken" in Zeichen und dient damit der Ordnungsfunktion des Denkens. Im Sprechen und Schreiben erfolgt die Mitteilung und der Ausdruck, die Absicht des Sprechenden.

Die schizophrene Denkstörung ist durch den Verlust der Denkkategorien gekennzeichnet. Das Denken als Handlungsfähigkeit ist verworren und verschroben, unklar und verschwommen. Begriffe werden miteinander verknüpft (Kontaminationen), geläufige Begriffe werden in anderer Bedeutung verwendet (Substitution), das Symbolhafte gewinnt magische Bedeutung.

Unlogische Verknüpfungen (Paralogik), Gedankensprünge und Zerfahrenheit des Denkens, Vorbeireden, Wortneubildungen und Sperrung, sowie Abreißen des Gedankengangs, erschweren die Verständigung mit dem Kranken.

Wir teilen formale und inhaltliche Denkstörungen.

Hierunter fallen Störungen des Gedankenablaufes wie z.B. gehemmtes Denken, Gedankenabreißen, Gedankensperrungen, verlangsamtes Denken, eingeengtes Denken, beschleunigtes Denken, umständliches Denken. Das Denken ist zerfahren, zusammenhanglos und alogisch. Der Patient ist sicher, dass ihm Gedanken eingegeben, und entzogen werden. Seine Gedanken werden ausgebreitet und von anderen gelenkt.

Oft kann der Patient nur noch Wortsalat produzieren. Innerhalb des psychotischen Erlebens hat das „Denken" sehr oft einen Sinn, doch ist dem Zuhörer, oft nicht verständlich.

Folgende Beispiele stehen für die Charakteristik

„Ich konnte nichts mehr erledigen, die Gedanken gingen immer im Kreis und sind dann plötzlich abgebrochen, um wieder von vorne zu beginnen". „Der Herrgott ist das Schiff der Wüste", hier wird z.B. das biblische Thema von Gott in der Wüste und die Rede vom Kamel als Wüstenschiff vermengt (Kontamination).

Menschen in der Umgebung des Patienten verlieren für ihn, ihre Individualität. Ihre Eigenschaften und die Beziehungen zur Außenwelt, werden vermengt.

Begriffsverschiebungen: Begriffe werden oft nur noch wörtlich verstanden, Störungen können hier gut mit Hilfe von Sprichwörtern geprüft werden. Manchmal kann der Patient die Sprache nur noch im übertragenen Sinne verstehen, der Realitätsbezug geht verloren.

Die Sprache kann ebenfalls gestört sein, was sich u. a. in Rededrang, zerfahrenem Reden, Schweigen, Wortneubildungen (Neologismen) zeigen kann.

Es treten auch gleichförmige Wiederholungen von Silben und Wörtern auf. Bei schizophrenen Menschen sind sie als Selbstversicherung zu verstehen. Bei bedrohtem Ich-Bewusstsein: „Ich bin ein Mensch. Ich bin, der ich bin."

Mutismus tritt oft in Verbindung mit Stupor auf. Der Kranke spricht nicht, oder fast gar nicht mehr- obwohl seine Sprachfunktionen in Ordnung sind. Dem Mutismus liegt eine große Auswegslosigkeit, das Überwältigtsein von Ratlosigkeit, Angst und Hoffnungslosigkeit, zugrunde.

Paraphasie (Vorbeireden) ist zu erkennen wenn ein Patient nicht auf Fragen eingeht, obwohl er diese verstehen kann. Er bringt inhaltlich in seiner Antwort, etwas völlig anderes vor. Das kommt zustande, weil der Kranke nicht auf seinen Gesprächspartner eingehen kann, oder will. Grundlegend dafür, kann eine starke Abwehr, oder Ablenkung des Kranken sein. z.B. die Beschäftigung mit Stimmen, oder Wahn.

Die Wahrnehmung ist so gestört, dass diese häufig am Detail hängen bleibt, oder auf einzelne Aspekte beschränkt, aktiv reagiert.

4.6. Störungen der Affektivität

Affektivität bezeichnet das gesamte Gefühlsleben eines Menschen (je nach spezifischem Charakter). Die Affektivität der Kranken ist durch Uneinheitlichkeit und durch Ambivalenz (gleichzeitiger Einfluss einander widersprechender Gefühle), gekennzeichnet. Die Affekte des Kranken erscheinen dem Gesunden, als nicht nachvollziehbar. Vielleicht paradox (Parathymie), durch das Fehlen einer natürlichen Äußerung) erstarrt (Affektsteife), oder erlahmt (Affektleere). Empathie wird dem Gesunden hier, zum größtmöglichen Wellenbrecher.

Diese Störungen sind bei schizophrenen Patienten sehr vielgestaltig und wechselhaft. Es kommen Verstimmungen vor, die

- mal manische Stimmung zeigen
- mal hebephren, albern und läppisch, enthemmt sind
- mal depressive Ausmaße annehmen
  (meist im Anschluss an akute Phasen).

Angst fehlt fast nie als Affekt, sie kommt vor als Angst

- vor dem Unbekannten
- vor dem Unheimlichen
- vor dem Wahnerleben
- vor der erlebten eigenen Persönlichkeitsveränderung
- vor der eigenen Veränderung

Oft findet man eine inadäquate Affektivität vor, d.h., Stimmungslage und Situation passen nicht zusammen. Der Affektausdruck in Mimik,

Gestik und Sprechweise steht im Gegensatz zu dem, was der Patient sagt und erlebt.

Häufig liegt eine affektive Modulationsarmut, Gleichgültigkeit und Apathie vor. Die affektive Ambivalenz eines Schizophrenen zeigt, dass er gegensätzliche Gefühlsregungen, durchaus gleichzeitig erleben kann. Den schizophrenen Autismus kennzeichnet die Ich-Versunkenheit, den Verlust des eigenen Realitätsbezuges. Der Patient kann die Notwendigkeiten der Situation nicht mehr beachten.

4.7. Störungen des Antriebs

Die Grundaktivität eines Menschen ist der Antrieb. Der schizophrene Patient ersetzt den eigenen Antrieb durch die Übernahme fremder Impulse, durch mechanisches Wiederholen und Befehlsautomatismus. Eigener Antrieb ist kaum mehr vorhanden, der Patient ist fast nicht in der Lage, seine Grundbedürfnisse selbst zu regulieren (Essen, Schlafen, Hygiene).

Der Antrieb kann gleichzeitig auch erhöht sein, dass heißt, der Kranke ist ruhelos, schläft nicht mehr, wirkt getrieben. Das wiederum kann sich bis zum Toben steigern.

4.8. Akzessorische Symptome

Wahn, Halluzinationen und katatone Störungen, zählen zu den akzessorischen Symptomen. Diese sind zwar sehr eindrucksvoll, sind aber weder obligatorisch noch spezifisch. In der Diagnostik sind sie daher nicht alleine ausschlaggebend.

Es gibt schizophrene Patienten, die weder Wahn noch Halluzinationen aufweisen. Diese Symptome kommen jedoch bei 80% der Patienten, wenigstens einmal im Verlauf der Erkrankung vor.

4.9. Wahn

Wahn ist die private, jetzig lebensbestimmende Überzeugung eines Menschen, von sich selbst, und der von ihm wahrgenommenen Welt. Wahn- wirklichkeit und Realität, können nebeneinander, in sozusagen „doppelter Buchführung", bestehen. Wahn ist die beherrschende, jedoch nicht die einzige Wirklichkeit.

Die Realitätsauffassung ist oft schon zu Beginn der Erkrankung, schwer verändert. Abläufe und Geschehnisse der Umwelt erscheinen in eine andere, bedeutungsgeladene Atmosphäre gehoben (Wahnstimmung). Sie erscheinen allesamt verändert, wobei es von der argwöhnischen und misstrauischen Vermutung, bis hin zur unerschütterlichen Überzeugung im Wahn, alle interpretatorischen Möglichkeiten für den Betroffenen gibt. Am häufigsten findet man

- Beziehungswahn
- Beeinträchtigungswahn
- Verfolgungswahn
- Größenwahn

Eine abnormale Bedeutung, wird den wirklichen Sinneswahrnehmungen zugesprochen. Dabei wird meist eine Eigenbeziehung angenommen.

In verschiedenen Wahnerlebnissen erliegt der Kranke einer Realitätsfehlbeurteilung. Auch, wenn diese im Widerspruch zur Wirklichkeit und zur Erfahrung der geistesgesunden Menschen steht, ist sie vorhanden. In diesem gestörten Verhältnis ist der Kranke auf sich selbst zurückgezogen (Autismus).

4.10. Halluzination

Die Wahrnehmung bekommt dabei oft einen anderen, zum Teil aufdringlichen Charakter. Halluzinationen sind Wahrnehmungen, ohne physikalische Grundlage. Sie können auf allen Sinnesgebieten vorkommen. Besonders typisch sind für schizophren erkrankte Menschen, akustische Halluzinationen (Stimmen hören). Laute, Stimmen, Geräusche, Geflüster usw. werden vom Kranken klar wahrgenommen. Quelle dafür, kann im eigenen Leib sein, oder auch außerhalb des Körpers liegen.

Im eigenen Körper zu hörende, wie auch optische Halluzinationen kommen also vor. Man diagnostiziert Halluzinationen, wenn jemand etwas fühlt, hört, sieht, schmeckt, oder am Leib spürt, wofür den Mitmenschen keine gegenständliche Grundlage erkennbar ist.

4.11. Katone Störungen

Störungen der (Psycho-)motorik treten als katatoner Stupor auf. Erstarren vor Angst und Schrecken in tiefster Ratlosigkeit, lassen den Erkrankten, wie „eingefroren" wirken. Der Betroffene wird steif und verharrt reglos (Stupor) , oft auch stumm (Mutismus). Häufig sind dabei Grimassen und stereotype Bewegungen vorzufinden. Katatone Patienten können aus dem Stupor heraus plötzlich, in schwerste Erregungszustände geraten, toben, schreien, gegen Wände und Türen rennen. Es ist ein verzweifeltes Anrennen, um sich selbst zu spüren, um sich der eigenen Aktivität zu versichern.

4.12. Ätiopathogenese

Es wird heute von einer multifaktoriellen Verursachung der Schizophrenie ausgegangen. Studien ergaben eine große Bedeutung der genetischen Grundlage der Erkrankung. Es bestehen eindeutige Hinweise für eine genetische. Teilverursachung. Bei verwandten Schizophrenern, nimmt mit wachsendem Verwandtschaftsgrad, das Erkrankungsrisiko zu. Bei eineiigen Zwillingen liegt die Übereinstimmung (Konkordanzrate) in der Größenordnung von über 50%. Das heißt, wenn ein eineiiger Zwilling an Schizophrenie erkrankt, besteht eine 50% ige Wahrscheinlichkeit, dass der andere ebenfalls daran erkranken wird. Bei Angehörigen ersten Grades liegt das Risiko bei 10%, sind beide Elternteile an Schizophrenie erkrankt, besteht für die Kinder ein Risiko von ca. 45%, ebenfalls an Schizophrenie zu erkranken.

Der genetische Faktor alleine erklärt nicht das Auftreten der Krankheit, es wurden noch weitere Faktoren ausfindig gemacht. Psychosoziale Faktoren spielen ebenfalls eine große Rolle. Weiterhin wird eine gewisse Vulnerabilität (Verletzlichkeit) für das Auftreten dieser Erkrankung, mitverantwortlich gemacht. Welche Faktoren im Einzelfall das Ausbrechen der Erkrankung bewirken, kann nicht gesagt werden.

4.13. Biochemischer Erklärungsversuch

Aus biochemischer Sicht wird als wichtigste Hypothese, eine Überaktivität zentralnervöser Dopamin Erreger (Neuronen) angesehen. Dies wird durch den antidopaminerreger Wirkmechanismus der Neuroleptika bestätigt.

4.14. Diagnose

Die Diagnose Schizophrenie ist nicht abhängig von dem Bestehen von Wahn, oder Halluzinationen. Es gibt Schizophrene, die diese Symptome nicht ausbilden. Etwa 80% der Schizophrenen, entwickeln mindestens einmal im Verlauf der Erkrankung, Wahnsymptome.

Eine Einteilung der Symptomatik wird auch nach so genannten Positiv- und Negativsymptomen, vorgenommen. Unter Positiv- oder auch Plussymptomen versteht man alles, was im Übermaß gezeigt ist, also u. a. Wahn und Halluzinationen. Unter Negativ- oder Minus- Symptomatik versteht man alles das, was zu wenig vorhanden ist, also Antriebsmangel und Affektarmut.

4.15. Verlauf

Das Vollbild der Schizophrenie kann akut auftreten, oder sich schleichend entwickeln. Dem Auftreten charakteristischer Symptome, können so genannte Prodomalerscheinungen vorausgehen, z.B. als depressives Vorstadium zu erkennen. Die akuten Schübe können unterschiedlich lange dauern, Wochen bis Monate. Die Krankheit kann nach dem ersten Auftreten

- folgenlos ausheilen und nicht mehr auftreten

- in immer wiederkehrenden akuten Schüben sich mit beschwerdefreien Phasen ablösen
- chronisch mit leichteren oder schweren Zuständen verlaufen

Bei einer ersten Krankheitsmanifestation kann nichts über den weiteren Verlauf der Erkrankung ausgesagt werden. Es muss abgewartet werden, wie die Schizophrenie sich entwickelt. Trotz der inzwischen deutlich verbesserten Behandlungsmöglichkeiten mit Neuroleptika, haben immer noch gut 50% der Schizophrenien, einen ungünstigen Verlauf.

4.16. Therapie

In Anlehnung an die multifaktorielle Genese, wird heute ein mehrdimensionaler Ansatz in der Therapie, verfolgt. Hier werden der psychopharmakologische und psychotherapeutische, sowie der soziotherapeutische Weg der Behandlung, vereint.

In der akuten Krankheitsphase, steht die medikamentöse Behandlung eindeutig an erster Stelle. Die konsequente Behandlung mit Medikamenten wird in der akuten Phase oft erschwert, da dem Patienten die notwendige Einsichts-fähigkeit fehlt.

4.17. Klinische Subtypen

4.17.1. Paranoid – halluzinatorischer Typ

Hier bestimmen Wahn und Halluzinationen, das Zustandsbild. Affektstörungen und katatone Symptome sind entweder wenig vorhanden, oder wenig auffällig. Es handelt sich in dieser Form, um die in den meisten Teilen der Welt häufigste Schizophrenie- Diagnose. Die Wahnvorstellungen sind ziemlich dauerhaft, meist sind sie von Halluzinationen begleitet, diese sind besonders akustischer Art. Denkstörungen sind im akuten Zustand oft deutlich, sie verhindern aber nicht die klare Beschreibung der Wahngedanken, oder Halluzinationen.

Der Verlauf der paranoid-halluzinatorischen Schizophrenie kann episodisch, mit teilweiser oder vollständiger Remission, oder chronisch sein. Der Beginn liegt meistens zwischen Ende der Pubertät und frühem Erwachsenenalter.

4.17.2. Hebephrene Schizophrenie

Hier stehen die affektiven Veränderungen der Erkrankten, im Vordergrund. Wahnvorstellungen und Halluzinationen sind meist nur bruchstückhaft vorhanden. Das Verhalten ist verantwortungslos und unvorhersehbar, die Stimmung ist flach und unpassend, oft begleitet von Kichern oder selbstzufriedenem Lächeln, Grimassieren, oder immer wiederholten Äußerungen und Klagen.

Das Denken ist ungeordnet, die Sprache weitschweifig fabulierend, und zerfahren. Der Kranke neigt dazu, sich zu isolieren. Diese Form der Schizophrenie beginnt meist zwischen dem 15. Und 25. Lebensjahr. Sie hat eine eher schlechte Prognose, da die schnelle Entwicklung der Minusymptomatik, besonders Affektverflachung und Antriebsverlust, wenig aufzufangen sind.

4.17.3. Katatone Schizophrenie

Als wesentliche Merkmale stehen hier psychomotorische Sprünge an erster Stelle. Sie wechseln zwischen Extremen wie Erregung, Stupor und Befehlsautomatismus. Zwangshaltungen und -stellungen, können lange Zeit beibehalten werden. Schwere episodische Erregungszustände können ein klares Charakteristikum, dieses Krankheitsbildes sein. Auch diese Form tritt normalerweise frühzeitig auf, meistens zwischen Pubertät und jungem Erwachsenenalter.

4.17.4. Schizophrenia simplex

Diese Form wirkt kennzeichnend, durch schleichendes Fortschreiten der Symptomatik. Merkwürdiges Verhalten und die Unmöglichkeit, soziale Anforderungen zu erfüllen, stehen als diagnostisches Bild, zur Verfügung. (Wahnvorstellungen und Halluzinationen treten nicht in Erscheinung).

Diese Störung ist kaum offenbar psychotisch, also diffuser zu erkennen, als die anderen Unterformen der Schizophrenie. Charakteristisch sind in der simplex Form die negativen Merkmale des schizophrenen Residuums, wie Affektverflachung, Antriebsminderung, die sich ohne vorhergehende, floride psychotische Symptomatik, entwickeln.

Auf den weiteren sozialen Abstieg kann Nichtsesshaftigkeit folgen, der Betreffende wird selbstversunken, untätig und ziellos.

Die Pflege bei Menschen mit Schizophrenie erfordert ein einfühlsames und umfassendes Vorgehen, um ihre individuellen Bedürfnisse zu erfüllen. Hier sind einige wichtige Aspekte der Pflege bei Schizophrenie-Patienten:

1. Medizinische Versorgung: Schizophrenie ist eine komplexe psychische Erkrankung, die eine angemessene medizinische Behandlung erfordert. Die Patienten sollten regelmäßig ihre verschriebenen Medikamente einnehmen und ärztliche Termine einhalten, um den Verlauf der Krankheit zu überwachen.

2. Aufrechterhaltung der Sicherheit: Patienten mit Schizophrenie können unter Wahnvorstellungen, Halluzinationen oder Paranoia leiden, die ihr Verhalten beeinflussen können. Die Pflegekräfte sollten sicherstellen, dass die Umgebung des Patienten sicher ist, indem sie potenziell gefährliche Gegenstände entfernen und darauf achten, dass der Patient keine Selbst- oder Fremdgefährdung verursacht.

3. Förderung der Struktur und Routine: Menschen mit Schizophrenie profitieren oft von einer stabilen Tagesstruktur und Routinen. Die Pflegekräfte können helfen, eine sinnvolle Tagesstruktur zu schaffen, indem sie feste Essenszeiten, Ruhezeiten und Aktivitätenplanung unterstützen.

4. Unterstützung bei sozialen Interaktionen: Schizophrenie kann zu sozialer Isolation führen. Die Pflegekräfte können den Patienten dabei unterstützen, soziale Fähigkeiten zu entwickeln und den Kontakt zu Familie, Freunden und Gemeinschaft herzustellen oder aufrechtzuerhalten.

5. Psychoedukation: Es ist wichtig, dass Patienten und ihre Familien über die Krankheit aufgeklärt werden. Die Pflegekräfte können Informationen über die Symptome, den Krankheitsverlauf und die Behandlungsmöglichkeiten bereitstellen, um das Verständnis und die Mitarbeit der Patienten zu fördern.

6. Unterstützung bei der Bewältigung von Symptomen: Die Pflegekräfte sollten mit den verschiedenen Symptomen der Schizophrenie vertraut sein und Techniken zur Symptomkontrolle vermitteln. Dazu gehören Stressbewältigungstechniken, Entspannungsübungen und kognitive Strategien, um mit Wahnvorstellungen oder Halluzinationen umzugehen.

7. Förderung der Selbstständigkeit: Es ist wichtig, dass Schizophrenie-Patienten so viel Selbstständigkeit wie möglich bewahren. Die Pflegekräfte können bei der Förderung von Alltagsfähigkeiten wie Kochen, Haushaltsführung und persönlicher Hygiene unterstützen.

8. Zusammenarbeit im Team: Die Pflege von Menschen mit Schizophrenie erfordert oft die Zusammenarbeit mit einem multidisziplinären Team, das aus Ärzten, Psychiatern, Psychologen, Sozialarbeitern und anderen Fachleuten besteht. Eine enge Zusammenarbeit und regelmäßige Kommunikation sind entscheidend, um die bestmögliche Versorgung zu gewährleisten.

Es ist wichtig zu beachten, dass die Pflege bei Schizophrenie-Patienten individuell auf die Bedürfnisse jedes Einzelnen abgestimmt werden sollte. Jeder Mensch mit Schizophrenie ist einzigartig und kann unterschiedliche

Symptome und Anforderungen haben. Daher ist es entscheidend, eine individuelle Pflegeplanung zu entwickeln und die Pflege entsprechend anzupassen.

5. Affektive Pychosen

5.1. Synonyme

manisch-depressive Erkrankung, bipolare Psychose, unipolare Depression, endogene Depression, Melancholie, Manie, cyclothyme Depression, Zyclothymie.

5.2. Historisches

Erste Ansätze einer Philosophie der Affekte, findet man bei den Vorsokratikem. Aristoteles versteht unter Affekten alle Bewegungen der Seele, die von Lust oder Schmerz begleitet sind (Begierde, Zorn, Furcht, Freude u.a.).

Der Umgang mit den Affekten, den Gemütsbewegungen, ist ein wesentliches Thema der Stoiker.

5.3. Melancholie und Manie

Im Rahmen der antiken „Vier-Säfte-Lehre", begegnet uns der Begriff Melancholie = Schwarzgalligkeit. Hiermit ist ein mutlos- trauriger Geistes-, oder Gemütszustand beschrieben, dessen Ursache als körperlich unabdingbar angesehen wurde.

Manie meinte im Ursprung, alles „außer sich sein". Damit waren zum Beispiel Ekstase, Entrückung, und Raserei gemeint. Sie wurden von Hippokrates als fieberhafte Geistesstörung eingeordnet. Die Begriffe Manie und Melancholie bezeichneten im Altertum, im Gegensatz zu heute, keine gegensätzlichen Gemütszustände. Sie waren eher verschiedene Aspekte, auffälliger Geistesverfassung.

Im Mittelalter dann, wankten die Deutungen der Begriffe „Manie" und „Melancholie". Traurigkeit und fixe Ideen, gehörten nun ebenso zum Begriff der Melancholie, wie auch das Fehlen von Traurigkeit und ausgedehnter Verrücktheit , in einer Manie. Beide blieben nach damaliger Auffassung ihrem Wesen zugesprochen, körperlich begründeter Krankheiten. So wurde in dieser Aera z.B. „die Manie durch die schwarze Galle verursacht".

Im späten Mittelalter wurde die somatische Grundlage der Melancholie aufgegeben, die Krankheit wurde nun einer dämonologische Interpretation, zugeordnet.

1913 gliederte Kraepelin die Arten der Melancholie, als depressive Zustände in das „manisch-depressive Irresein" ein. Diese Eingliederung erwies sich als richtungsweisend. 1961 stellte Teilenbach, (geb. 1913, gest. 1994) eine bestimmte Persönlichkeitsstruktur, als „Typus melancholicus" vor. (Ordentlichkeit, Genauigkeit, Gewissenhaftigkeit). Diese Einteilung sah er, als für die Entwicklung einer Melancholie prädisponierend, an.

Der Begriff Melancholie, hat unsere allgemein, bis heute literarisch verwendete Kultur- und Geistesgeschichte, stark mitgeprägt. Nahezu alle großen Geister aus Philosophie, Kunst und Religion haben sich mit der Melancholie auseinandergesetzt.

5.4. Der Begriff Depression

Zu den zahlreichen Definitionsversuchen zählt auch der von Jaspers (geb.1913, gest.1959). Er nennt als Kern der Depression eine tiefe Traurigkeit, und eine Hemmung aller seelischen Geschehenisse.

Bleuler (1916) beschrieb wegweisend die „depressive Trias", als Hemmung des Gedankenganges. Die depressive Verstimmung und die Hemmung der zentrifugalen Funktion des (Denk-)Entschließens sind ebenso gemeint, wie die des Handelns, inklusive des psychischen Teiles der Motilität. Als akzessorische Symptome ordnete er Wahnideen, Halluzinationen und körperliche Erscheinungen hinzu.

In unserem Jahrhundert setzte sich dann mehr und mehr die Bezeichnung „manisch-depressive Krankheit" durch. Von Schneider und seiner Schule wurde der Begriff „Zyclothymie" verwandt. In jüngster Zeit setzte sich die Bezeichnung „affektive Psychosen", durch.

5.5. Einteilung

Zu den affektiven Störungen werden nach herkömmlicher Terminologie, vor allem die zur Gruppe der endogenen Psychosen gehörenden, affektiven Psychosen (endogene Depression, manisch-depressive Erkrankung, Manie) genannt. Auch reaktive und neurotische Depressionen, werden dazu gezählt. Traditionell werden Depressionen nach drei ursächlichen Gesichtspunkten unterteilt, nämlich in psychogene Depressionen (reaktiv/neurotisch), endogene Depressionen (anlagebedingt) und somatogene Depressionen (organisch-körperlich bedingt).

Affektive Psychosen sind hauptsächlich durch eine krankhafte Veränderung der Stimmung, meist zur Depression oder zur gehobenen Stimmung hin, bemerkbar. Die Phasen sind deutlich voneinander abgesetzt. Es kommt meistens zur vollständigen Remission einer jeden Phase, ohne wesentliche Persönlichkeitsveränderungen zu erfahren.

5.6. Formen der affektiven Psychose

Eine affektive Psychose kann unipolar oder bipolar verlaufen.

Bei unipolarem Verlauf, erfolgt die Abweichung von der normalen Stimmungslage nur in eine Richtung. Ergo gibt es also bei den unipolaren Formen, die Melancholie und die Manie. Es wechseln hierbei Phasen krankhafter Verstimmung in eine Richtung, mit Phasen normaler Stimmung ab.

Verläuft eine affektive Psychose bipolar, so wechseln manische, melancholische und normalgestimmte Phasen ab. Hierbei handelt es sich um die manisch-depressive Erkrankung.

5.7. Die melancholische Phase

Depressionen zeigen sich vielfältig. Hauptsymptome der Erkrankung sind traurige Verstimmung, Hemmung von Denken, Antrieb und körperlich-vegetative Beschwerden. Der Patient zeigt sich ängstlich beunruhigt, hat einen ernsten Gesichtsausdruck. Auch Bewegungsarmut oder motorische Unruhe, sind kennzeichnend. Mimik, Gestik und Sprache sind meist reduziert. Patienten berichten von Entschlusslosigkeit, Hoffnungslosigkeit und unerklärlicher Angst. Erleben wird als bedrückend und belastend geschildert, wobei Affektivität und Antrieb reduziert sind. Dabei wird selten von Traurigkeit berichtet, sonder über Leere, Versteinerung und das Gefühl, ausgebrannt zu sein. Das Gefühlsleben ist blockiert. Betroffene fühlen sich „herabgestimmt", können keine Gefühle mehr spüren. Ein depressives Schulderleben kommt oft hinzu, fast immer besteht hohe Suizidgefahr.

Die Melancholie ist folgend, die leibnächste Psychose. Sie äußert sich in psychopathologischen und körperlichen Symptomen. Hier ist es wichtig, auch die Abgrenzung zur neurotischen und zur somatogenen Psychose, zu ergründen. Die Melancholie ist eine Störung im Bereich der emotionalen Vitalschicht.

Die körperlichen Beschwerden sind neben ständiger Müdigkeit, entgegengesetzt keine Erholung im Schlaf zu finden, Schlaflosigkeit, Inappetenz und Obstipation. Auch Druckgefühl auf Brust oder Bauch, Kopf wie Blei, das Gefühl einen Reifen um den Körper zu haben, Herabsetzung der Potenz und der Libido, Stimmversagen, Heiserkeit.

Hier ist besonders die larvierte Depression zu beachten, eine Form der endogenen Depression, die sich nur in körperlichen Symptomen äußert.

Der 24 Stunden Rhythmus ist gestört, es ist eine Tagesschwankung festzustellen. Morgens geht es dem Patienten deutlich schlechter, als Abends. Stimmungsaufhellung am Nachmittag und Abend, sind die Norm

5.8. Melancholisches Wahnerleben

Das melancholische Wahnerleben ist ein weiterer Anhaltspunkt für das eventuelle Vorliegen einer endogenen Depression. Oft besteht keine Krankheitseinsicht. Die Melancholie wird als Folge persönlich verschuldeten Versagens erlebt. Daraus kann melancholischer Verschuldungs-, Krankheits- oder Versündigungswahn resultieren.

Die Wahnthemen der Melancholie sind:

- Verschuldungswahn
- Hypochondrischer Wahn
- Verarmungswahn

Der Verschuldungswahn wird aufgeteilt in primären und sekundären Verschuldungswahn.

Beim primärem Verschuldungswahn hält der Patient sich für schlecht, ohne an frühere Ereignisse anzuknüpfen Beispiel: Er ist von der Gnade Gottes ausgeschlossen, Gott hat ihn ausgestoßen, etc.

Beim sekundären Verschuldungswahn knüpft der Patient an tatsächliche Begebenheiten aus dem Leben an. Beispiel: Er hat sich einem Menschen gegenüber schlecht verhalten und wird nun dafür bestraft, hat etwas Verwerfliches getan, etc.

Im hypochondrischen Wahnerleben ist der Patient sicher, dass seine leibliche Gesundheit ruiniert sei. Beispiel: Sein Leib sei ausgebrannt, er habe eine Krebserkrankung etc. und nichts könne ihm mehr helfen.

Ein Patient mit Verarmungswahn ist der festen Überzeugung, er könne nie mehr für seinen Lebensunterhalt aufkommen. Beispiel: Es sei kein

Geld mehr vorhanden, er selbst und seine Angehörigen müssten verhungern. Gegendarstellungen z.B. in Form einer Gehaltsabrechnung, eines Sparbuches oder eines Rentenbescheides, können diese wahnhafte Überzeugung nicht verändern.

5.8.1. Diagnose

Kein Symptom ist obligatorisch, oft ist die Erkrankung nur schwer festzustellen, vor allem dann, wenn nur über körperliche Beschwerden geklagt wird. Die Diagnose orientiert sich hierbei am Verlauf der Depression. Charakteristisch ist der plötzliche Beginn, bzw. die Beendigung einer akuten Phase. Differentialdiagnostisch bleibt die Melancholie gegenüber der depressiven Verstimmung, abzugrenzen. Schizophrene Psychosen, organische Hirnerkrankungen, depressive Reaktionen und neurotische Depressionen, bleiben unberührt. Die Melancholie hat eine qualitativ andersartige Verstimmung, deren Phasen hier scharf gegeneinander abgegrenzt sind.

5.8.2. Therapie

An therapeutischen Interventionen stehen zur Verfügung

- Antidepressiva
- Schlafentzug
- Psychotherapie

Zunächst ist bei Vorliegen einer Melancholie, eine Behandlung mit Antidepressiva angezeigt. Erst, wenn hier eine Wirkung eingesetzt hat ist es sinnvoll, die Behandlung mit kognitiver Verhaltenstherapie die zu ergänzen. Darüber hinaus hat sich Schlafentzug als gute und wirkungsvolle Behandlungsmethode bewährt, die dem Patienten schnell Entlastung bringen kann. Dabei wird der Schlaf meist selektiv entzogen. Die Mittel der Wahl, ist der Entzug der zweiten Schlafhälfte.

Achtung!

Bei Behandlung mit Antidepressiva ist der unterschiedliche Wirkungseintritt der Medikamenten- Komponenten, zu beachten. Meistens setzt die „antriebssteigernde“ Wirkung, deutlich vor der „stimmungsaufhellenden ein. Fast immer ist hier eine stationäre Behandlung angezeigt, um dem sehr oft vorhandenem Selbsttötungstrieb zu begegnen. Denn der Patient erhält durch das Medikament zuerst den Antrieb (die Kraft), seine eventuell vorhandenen Suizidwünsche, in die Tat umzusetzen. Darüber hinaus ist die stationäre Behandlung von schwereren Formen der Melancholie ebenfalls sinnvoll, weil der Kranke von Lasten und Pflichten, sowie den Ansprüchen seiner Familie und Umwelt befreit wird. Die Therapie wird so intensiviert, damit ungewollte Einflüsse, dem Patienten nicht zu Schaden kommen.

5.9. Manie

Die manische Phase ist geprägt durch gehobene Stimmung, gesteigerten Antrieb, oft Ideenflucht. Die Patienten sind fröhlich, witzig, streitsüchtig, manchmal aggressiv und haben einen überschießenden Affekt.

Die Antriebssteigerung zeigt sich in erhöhter Aktivität, einem starken Bewegungsdrang. Das Verhalten ist für die Umgebung oft unerträglich. Es ist enthemmt, oft verletzend, manchmal auch sexuell aufdringlich.

Die Ideenflucht als weiteres typisches Symptom, ist eine Denkstörung in der, dieser manischen Phase. Der Patient redet pausenlos, bringt immer wieder neue Einfälle und Themen, springt von einem Thema zum anderen, überschätzt sich selbst und hält sich für hochintelligent. Er unternimmt große finanzielle Vorhaben, hat revolutionäre Einfälle und hat vor allem keinerlei Krankheitseinsicht.

Die Patienten magern ab, ruhen und schlafen kaum noch.

Es kommt vor, dass manische Patienten wahnhaft werden, hier handelt es sich um Größenwahn.

5.9.1. Diagnose
Die Manie ist von der Schizophrenie abzugrenzen, was sich zuweilen als recht schwierig erweisen kann. Auch hier gibt der phasische Verlauf, meistens eindeutige Hinweise.

5.9.2. Therapie
Bei schweren Unruhezuständen werden zur Dämpfung Neuroleptika verabreicht. Prophylaktisch werden Lithiumsalze, oder Carbamazepin empfohlen.

5.10. Zyclothymie

5.10.1. Epidemiologie
An einer Zyclothymie zu erkranken, wird innerhalb eines Lebens, auf auf ein Risiko von ca. 1% geschätzt. Kulturabhängig erkranken Frauen zweimal häufiger an Depressionen als Männer, wogegen bei bipolaren Erkrankungen, kein Geschlechterunterschied festzustellen ist. Das durchschnittliche Erst-erkrankungsalter liegt bei unipolaren Depressionen zwischen 40 und 45 Jahren, bei bipolaren Erkrankungen zwischen 30 und 35.

5.10.2. Ätiopathogenese
Es wird nach dem Stand der heutigen Wissenschaft, eine multifaktorielle Verursachung angenommen, wobei die spezifische Vulnerabilität eine große Rolle spielt. Durch Studien konnte gezeigt werden, dass besonders bipolare Psychosen, eine genetische Disposition haben. Weiter haben sich neurobiologische Faktoren als wesentlich anteilige, herausgestellt. Depressive Patienten haben im Vergleich zu Gesunden, eine verminderte Konzentration der Neurotransmitter Noradrenalin. Die Antidepressiva wirken in dieser Weise auf den Neurotransmitterhaushalt. Sie sorgen dafür, dass diese Neurotransmitter im synaptischen Spalt, länger zur Verfügung stehen. Man geht inzwischen von einer Dysbalance verschiedener Neurotransmitter aus. Bei Manien fand sich eine gesteigerte Menge Dopamin und Noradrenalin im synaptischen Spalt.

Die Pflege bei einer affektiven Psychose richtet sich in erster Linie nach den individuellen Bedürfnissen und Symptomen des Betroffenen. Eine affektive Psychose ist eine psychische Störung, bei der sowohl Stimmungs- als auch psychotische Symptome auftreten können. Die Pflege zielt darauf ab, den Patienten zu unterstützen, seine Symptome zu bewältigen, die Stabilität zu fördern und die Lebensqualität zu verbessern. Hier sind einige wichtige Aspekte der Pflege bei affektiven Psychosen:

1. Medikamentöse Behandlung: Affektive Psychosen werden oft mit antipsychotischen oder stimmungsstabilisierenden Medikamenten behandelt. Die Pflegeperson sollte sicherstellen, dass der Patient seine Medikamente regelmäßig einnimmt und auf mögliche Nebenwirkungen achten. Bei Bedarf sollten Kontrolluntersuchungen und Anpassungen der Medikation in Absprache mit dem behandelnden Arzt erfolgen.

2. Beobachtung und Überwachung: Die Pflegeperson sollte den Patienten sorgfältig beobachten und auf Veränderungen in seinem Verhalten, seiner Stimmung und seinem psychotischen Erleben achten. Eine rechtzeitige Erkennung von Symptomverschlechterungen oder Nebenwirkungen der Medikamente ist wichtig, um angemessen reagieren zu können.

3. Unterstützung bei der Bewältigung von Symptomen: Affektive Psychosen können mit starken Stimmungsschwankungen, Ängsten, Halluzinationen oder Wahnvorstellungen einhergehen. Die Pflegeperson kann dem Patienten helfen, mit diesen Symptomen umzugehen, indem sie eine beruhigende und unterstützende Umgebung schafft, Gespräche führt und auf realitätsbezogene Aktivitäten und Rituale setzt.

4. Förderung der sozialen Interaktion: Affektive Psychosen können das soziale Leben beeinträchtigen. Die Pflegeperson kann den Patienten ermutigen, soziale Kontakte aufrechtzuerhalten und bei

Bedarf Unterstützung bei der Teilnahme an sozialen Aktivitäten bieten. Soziale Unterstützung kann dabei helfen, Isolation zu vermeiden und das Wohlbefinden zu verbessern.

5. Psychoedukation: Die Pflegeperson kann dem Patienten und seinen Angehörigen Informationen über die Erkrankung und deren Behandlung vermitteln. Psychoedukation umfasst die Aufklärung über Symptome, den Umgang mit Stress, die Bedeutung von Medikamenten und die Früherkennung von Rückfällen. Dieses Wissen kann dazu beitragen, dass der Patient seine Krankheit besser versteht und aktiv an seiner Genesung mitwirken kann.

Es ist wichtig anzumerken, dass die Pflege bei einer affektiven Psychose immer im Rahmen eines multidisziplinären Ansatzes erfolgen sollte, bei dem Ärzte, Psychiater, Psychotherapeuten und andere Fachkräfte zusammenarbeiten, um die bestmögliche Versorgung zu gewährleisten. Jeder Patient ist einzigartig, und die Pflege sollte individuell an die spezifischen Bedürfnisse und Symptome angepasst werden.

Exogene Psychosen

6. Parkinson

6.1. Synonyme

J. Parkinson beschrieb die Krankheit im Jahre 1817 als „shaking palsy". Sie wird auch als Morbus Parkinson, Schüttellähmung oder Paralysis agitans bezeichnet.

6.2. Differentialdiagnose

Die Parkinson-Krankheit muss akribisch genau vom so genannten, symptomatischen Parkinson (oder auch Parkinsonoid), abgegrenzt werden. Dieser kann zustande kommen, wenn Drogen konsumiert wurden oder nach Einnahme bestimmter Medikamente, die in den Dopaminstoffwechsel eingreifen (Neuroleptika). Hier finden sich dann nur Rigor und Akinese, der Ruhetremor fehlt meistens ganz. Eine genaue Anamnese ist also notwendig. Auch die Alzheimer Krankheit kann bei fortschreitender Demenz zu Tremor führen, auch hier ist eine sorgfältige Diagnose unumgänglich.

6.3. Therapie

Die Therapie umfasst ein breites Spektrum krankengymnastischer, medikamentöser und operativer Maßnahmen.

Der frühe Einsatz der Bewegungstherapie ist wichtig. Ziel ist hierbei der Abbau falscher Bewegungsmuster und die Rückbesinnung auf physiologisch richtige Bewegungsabläufe. Vor allzu gleichförmigem Üben und Überanstrengung, muss allerdings wegen des erhöhten Dopaminverbrauchs, gewarnt werden.

Die Pharmakotherapie hat als Medikament der Wahl L-Dopa, das mit anderen Medikamenten z.B. Dopaminagonisten kombiniert werden kann.

Da Dopamin die Blut-Hirnschranke- nicht- passieren kann, wird eine Vorstufe des Dopamins, L-Dopa verabreicht. Wegen seiner hohen Eiweißbindung soll L-Dopa nicht in Verbindung mit Mahlzeiten verabreicht werden. Eine Einnahme ist entweder 1 Stunde vor oder 2 Stunden nach einer Mahlzeit durchzuführen. Die Eiweißzufuhr soll insgesamt reduziert werden, besonders Milchprodukte sind zu meiden.

6.4. Verlauf

Vor Einführung der L-Dopa Therapie betrug die durchschnittliche Lebenserwartung von Parkinsonpatienten kaum mehr als 10 Jahre, jetzt ist sie fast gleich mit der Lebenserwartung gleichaltriger Bevölkerungsgruppen. Der Tremordominante Typ ist prognostisch günstig, demgegenüber ist bei dem akinetisch - rigiden Typ, mit einem dementativen Abbau und schlechter Prognose zu rechnen.

Morbus Parkinson ist fortschreitend und ist durch akute Schwankungen gekennzeichnet. Dies hat sowohl mit der Dauer der L-Dopa Therapie zu tun, als auch mit dem fortschreitenden Abbau. Nach mehreren Jahren lässt der antiparkinsonistische Effekt der Arznei nach, da sich die Wirkungsdauer der L-Dopagaben zunehmend verkürzt.

6.5. Epidemiologie

In der alten Bundesrepublik leiden ca. 250.000 - 300.000 Menschen an der Parkinson- Krankheit. Die Prävalenz (Anzahl der Erkrankungen zu einem bestimmten Zeitpunkt) wird auf 200 pro 100.000 Einwohner geschätzt. Die Rate der jährlichen Neuerkrankungen, liegt bei 20 pro 100.000 Einwohner. Am höchsten ist die Erkrankungsrate in Nordeuropa und Nordamerika. Sie liegt in Südeuropa, Afrika und Asien, am Niedrigsten. Männer sind häufiger betroffen, als Frauen. Die Erkrankung manifestiert sich im Allgemeinen nach dem 65. Lebensjahr.

6.6. Symptomatologie

Die Parkinson Krankheit kennzeichnet sich durch eine sogenannte Symtom-Trias, aus, die aus

- vegetativen
- motorischen und
- psychischen Symptomen besteht.

Hauptsymptome sind die motorischen Störungen, die aus

- Rigor
- Tremor und
- Akinese bestehen.

Am auffälligsten ist der Ruhetremor, der bei 70% der Patienten schon zu Beginn der Erkrankung auftritt. Weiterhin fallen ein ausgeprägter Fingertremor (Pillendreherphänomen), sowie ein Haltetremor auf, der auch den Kopf und den Unterkiefer betrifft. Ein Initialtremor (Tremor während einer gezielten Bewegung), ist bei Parkinsonkranken nicht zu beobachten.

Rigor macht sich zunächst durch Steifigkeit in den Muskeln, Ungeschicklichkeit und Muskelschmerzen bemerkbar (Zahnradphänomen). Dies führt häufig dazu, dass Parkinsonkranke viele Jahre als Rheumakrank diagnostiziert und behandelt werden.

Die Akinese zeigt sich in einer Bewegungslosigkeit, einer Starthemmung beim Beginn von Bewegungen, oder der Veränderung von Bewegungen. Es fällt eine Verlangsamung der Bewegungsabläufe auf. Unwillkürliche Bewegungen sind zu bemerken. Mitbewegungen beim Gehen, sowie Gestik und Mimik, sind reduziert. Schritte sind klein, die Drehung auf der Stelle ist nicht flüssig. Ebenso treten auch plötzlich Bewegungsblockaden auf, dazu kommt eine zunehmende Fallneigung.

Die Angst vor dem Fallen kann zu hilfloser Immobilität führen, auf der Straße oder im Haus, werden kleinste Hindernisse unüberwindlich. Parkinsonpatienten bleiben an Bordsteinkanten und Türschwellen reglos stehen und können diese nicht überwinden.

80% der Patienten entwickeln im Verlauf der Erkrankung eine Sprechstörung mit Beeinträchtigung der Artikulation und der Phonation. Die Atmung wird flach, die Lautstärke nimmt zum Ende des Satzes hin ab, das Sprechen wird zunehmend monoton.

6.7. Psychische Störungen

Dazu zählen

- Mangel an Spontaneität
- Depressive Hemmung
- Inappetenz
- Schlaflosigkeit

Diese Symptome treten einerseits als Reaktion auf die Erkrankung auf, andererseits finden sich bei Parkinsonkranken, auch schon vor Ausbruch der Erkrankung, häufig Wesenszüge, die auf eine Prädisposition zur Depression schließen lassen.

6.8. Vegetative Symptome

Das typische, so genannte Salbengesicht als Folge fettiger Haut, nächtliches Schwitzen, Obstipation und vermehrter Speichelfluss, sind regelmäßige Begleiter einer Parkinsonerkrankung..

6.9. Atiopathogenese

In ca. 80% der Fälle ist die Parkinson Erkrankung ohne erkennbare Ursache, also idiopathisch, entstanden. Der Einfluss genetischer Faktoren ist umstritten. Es handelt sich um eine degenerative Stammganglienerkrankung mit fortschreitender Degeneration dopaminerger Neurone, in der so genannten „Schwarzen Substanz" des Stammhirns (substantia nigra und substantia striatum). Die sichtbaren Krankheitssymptome treten erst auf, wenn bereits 80% der Zellen in der substantia nigra verloren sind.

Als Nebenwirkung von L-Dopa, können Psychosen mit paranoider Symptomatik auftreten. Die Behandlung des Morbus Parkinson gehört immer in die Hände eines erfahrenen Neurologen.

Im pflegerischen Bereich kann der Patient ebenfalls vielfältig unterstützt werden. Die Auswahl der Kleidung sollte der zunehmenden Steifigkeit der Finger angepasst werden. Man wähle Schuhe mit Klettverschluss, Kleidungsstücke ohne kleine Knöpfe, oder Reißverschlüsse. Die Schuhe sollten rutschfest sein, damit der Patient nicht stolpert, oder hinfällt. Die Nahrung sollte so zubereitet sein, dass sie gut mit dem Besteck aufgenommen werden kann. (Reisgerichte wären also ineffizient). Das Geschirr kann ebenfalls so ausgewählt werden, dass es rutschfest und nicht so leicht vom Tisch hinunter fallen kann. Spezielle Bestecke lassen sich für Parkinsonpatienten besser handhaben. Weiterhin sollte es vermieden werden, Parkinsonpatienten als hinfällig und abgebaut ansehen. Ressourcenförderung steht auch hier, an erster Stelle.Die notwendige Zeit dazu muss ihnen, dem Patienten und dem Personal, zur Verfügung gestellt werden. Besonders wichtig ist hier gute Körperpflege, Geduld und Zuwendung.

Die Pflege bei Parkinson-Patienten erfordert ein gewisses Verständnis für die Symptome und Herausforderungen, mit denen diese Menschen konfrontiert sind. Hier sind einige wichtige Aspekte der Pflege bei Parkinson:

1. Medikamentenverwaltung: Die meisten Parkinson-Patienten nehmen Medikamente ein, um ihre Symptome zu kontrollieren. Die Pflegeperson sollte sicherstellen, dass die Medikamente gemäß dem vom Arzt festgelegten Zeitplan eingenommen werden. Es kann hilfreich sein, Erinnerungen einzurichten oder einen Pillendispenser zu verwenden.

2. Unterstützung bei der Mobilität: Parkinson führt oft zu Problemen mit der Motorik und Gleichgewichtsstörungen. Die Pflegeperson sollte bei Bedarf Unterstützung bei der Fortbewegung und Vermeidung von Stürzen bieten. Hilfsmittel wie Gehhilfen oder Rollstühle können helfen, die Mobilität zu verbessern.

3. Unterstützung bei den täglichen Aktivitäten: Parkinson kann zu Einschränkungen bei alltäglichen Aktivitäten wie Anziehen, Essen oder Körperpflege führen. Die Pflegeperson sollte geduldig sein und bei Bedarf bei diesen Aufgaben assistieren. Es kann auch hilfreich sein, spezielle Hilfsmittel einzusetzen, um die Selbstständigkeit des Patienten zu fördern.

4. Ernährung und Flüssigkeitszufuhr: Schluckbeschwerden sind bei Parkinson-Patienten häufig. Die Pflegeperson sollte darauf achten, dass der Patient ausreichend Flüssigkeit zu sich nimmt und eine ausgewogene, leicht zu schluckende Ernährung erhält. Gegebenenfalls kann der Einsatz von speziellen Konsistenzen und das Anpassen der Mahlzeitenkonsistenz erforderlich sein.

5. Kommunikation: Parkinson kann die Sprache und das Sprechen beeinflussen. Die Pflegeperson sollte geduldig sein, dem Patienten Zeit geben, sich auszudrücken, und deutlich sprechen. Unterstützende Kommunikationshilfen wie Bildkarten oder Sprachtherapie können ebenfalls nützlich sein.

6. Psychische Unterstützung: Parkinson kann auch zu psychischen Herausforderungen wie Depressionen oder Angstzuständen führen. Die Pflegeperson sollte ein unterstützendes und einfühlsames Umfeld schaffen und bei Bedarf professionelle Hilfe wie psychologische Beratung oder Unterstützung von Selbsthilfegruppen anbieten.

Es ist wichtig, dass die Pflegeperson regelmäßige Absprachen mit dem behandelnden Arzt trifft, um den Gesundheitszustand des Patienten zu überwachen und die Pflege entsprechend anzupassen. Jeder Parkinson-Patient ist einzigartig, daher ist es wichtig, individuelle Bedürfnisse und Vorlieben zu berücksichtigen.

7. Delir

7.1. Synonyme

Akute symptomatische Psychose, akuter exogener Reaktionstyp, akute körperlich begründbare seelische Syndrome, akutes organisches Psychosyndrom, Delir.

7.2. Definition

Die akute organische Psychose, beruht auf einer organischen Veränderung des Zentralnervensystems. Sie ist gekennzeichnet durch einen akuten Beginn. Fluktuierende Störungen der geistigen Fähigkeiten, der Psychomotorik, der Affektivität und der Bewusstseinslage, sind Symptome. Sie ist gewöhnlich vorübergehend und reversibel, wenn die Ursache beendet und behandelt ist.

7.3. Epidemiologie

Akute, organisch bedingte Psychosen sieht man am häufigsten auf den Stationen der Inneren Medizin R-1, oder einer Intensivstation. Ungefähr 10% aller stationären Patienten bekommen einen gewissen Grad, eines Delir. Bei etwa 30% der Patienten einer Intensivstation tritt ein Delir auf, etwa 20% der Menschen mit schweren Verbrennungen entwickeln es ebenso. Häufig kommt es bei Kindern und älteren Menschen vor.

7.4. Ätiopathogenese

Die Entstehung der akuten organischen Psychose (Delir) ist multifaktoriell. Dabei ist es eine Kombination individueller, situationsabhängiger und pharmakologischer Variablen.

Besonders Patienten mit hirnorganischen Verletzungen sind besonders gefährdet. Gleichermaßenjedoch ebenso Alkohol- oder- Drogenabhängige Menschen. Bei Patienten, bei denen früher bereits ein Delir stattfand ist es wahrscheinlich, dass sie unter gleichen Bedingungen, erneut ein Delir entwickeln.

Die Ursache für das postoperative Delir beruht entweder auf Stress durch den Eingriff, postoperative Schmerzen, oder Schlaflosigkeit. Schmerzmittel und andere Medikation, gelten ebenso als auslösend. Auch Elektrolytschwankungen, Infektionen, Fieber und Flüssigkeitsverlust, sind als Grund für die Entwicklung eines Delirs, bekannt.

7.5. Symptomatologie

Gering ausgeprägte organische Psychosyndrome, so genannte „Durchgangssyndrome", gehen mit Verstimmungen subdepressiver, ängstlicher, gehobener, apathischer oder hysterischer Färbung einher. Es ist oft schwierig, sie als akute organische Psychosyndrome, zu erkennen. Das akute organische Psychosyndrom (Delir) setzt plötzlich ein, trotzdem gibt es einige prodomale Zeichen: Unruhe tagsüber, Angst, Furchtsamkeit, Überempfindlichkeit gegen Licht, oder Geräusche.

Entwickelt sich ein organisches Psychosyndrom, so ist der Patient nicht mehr in der Lage, die Realität zu überprüfen. Er ist verwirrt, desorientiert und ratlos.Die zeitliche und die örtliche Orientierung, ist regelmäßig gestört. Dabei ist die zeitliche Desorientierung meistens das erste Symptom. Mit Ausnahme der schwersten Fälle, bleibt die Orientierung zur Person intakt. Der Patient ist jedoch unfähig, zwischen Träumen, Illusionen und Halluzinationen zur unterscheiden. Er wird durch nicht relevante Reize, leicht abgelenkt. Die Fähigkeit zusammenhängend zu denken, ist vermindert. Denkabläufe sind verlangsamt, desorganisiert und weniger konkret. Die Urteilsfähigkeit ist kaum noch vorhanden, Probleme können nicht gelöst werden.

Wahrnehmungsstörungen, Halluzinationen (meistens optischer Art) und Illusionen, kommen häufig vor.

Das psychomotorische Verhalten ist ungewöhnlich, der Patient ist entweder hypoaktiv und lethargisch, oder, bis zur Erschöpfung, hyperaktiv. Dies kann innerhalb von kurzer Zeit gegenteilig umschlagen.

Autonome Dysregulation tritt häufig auf. Sie zeigt sich in Form von Blässe, Erröten, Schwitzen, und/ oder kardialen Unregelmäßigkeiten. Ebenso zeigen sich Übelkeit, Erbrechen und/ oder Hyperthermie. Die Gefühlsebenen sind fast immer Angst und Ratlosigkeit.

Das Leitsystem der ausgeprägten, organischen Psychose, zeigt sich als Bewusstseinsstörung. Sie kann sich in einer quantitativen Änderung der Bewusstseinshelligkeit (Somnolenz, Sopor, Koma) äußern, jedoch auch in einer qualitativen Veränderung des Erlebens (z.B. Einengung des Bewusstseins im Affekt).

7.6. Diagnostik und Differentialdiagnose

Ein akutes organisches Psychosyndrom ist durch das plötzliche Auftreten der Symptome, gekennzeichnet. Es muss von anderen hirnorganischen Syndromen unterschieden werden.

Demenz dagegen, hat einen schleichenden Beginn, die Veränderungen sind hier konstant und der demente Patient hat normalerweise keine Bewusstseinsstörungen.

7.7. Therapie

Grundregel der Behandlung ist, die zu Grunde liegende Ursache zu erkennen, und angemessene medizinische, oder chirurgische Therapien einzuleiten. Neben der kausalen Therapie, sind allgemeine und symptomatische Maßnahmen notwendig, um den Stress für den Patienten zu vermindern. Die Ernährung ist anzupassen, auf eine ausreichende Zufuhr von Elektrolyten ist zu achten. Weiterhin ist die Behandlung vom Alter des Patienten, von seinem Gesamtzustand und den übrigen Erkrankungen abhängig.

Ein agitierter, unruhiger, furchtsamer Patient wird medikamentös meistens mit >Haloperidol< behandelt. Schlaflosigkeit und Unruhe werden auch mit >Distraneurin< eingestellt.

7.8. Verlauf und Prognose

Das akute hirnorganische Psychosyndrom (Delir) ist durchaus reversibel. Voraussetzung dafür ist allerdings das Erkennen der zugrunde liegenden Ursache und deren Behandelbarkeit. Es kann ebenso spontan abklingen, wie auch in ein chronisches hirnorganisches Psychosyndrom übergehen-somit bis zu einem dementiellen Zustand fortschreiten.

Die Pflege von Patienten mit einem Delir erfordert besondere Aufmerksamkeit und sorgfältige Betreuung. Ein Delir ist ein akuter Zustand der Verwirrtheit, der durch eine Störung der Gehirnfunktionen verursacht wird. Hier sind einige wichtige Aspekte der Pflege bei Delir-Patienten:

1. Identifikation des Delirs: Es ist wichtig, dass das Pflegepersonal die Anzeichen und Symptome eines Delirs erkennt. Dazu gehören Verwirrtheit, Desorientierung, Aufmerksamkeitsstörungen, Halluzinationen, Delusionen und Verhaltensänderungen. Eine frühzeitige Identifikation ermöglicht eine schnellere Intervention.

2. Sicherheit gewährleisten: Delir-Patienten sind oft desorientiert und können ein erhöhtes Sturzrisiko haben. Es ist wichtig, dass die Umgebung sicher gestaltet wird, indem zum Beispiel rutschfeste Bodenbeläge verwendet werden, das Bett auf niedriger Höhe eingestellt wird und vorhandene Hilfsmittel wie Handläufe genutzt werden. Die Überwachung und gegebenenfalls die Anwendung von Schutzmaßnahmen sind ebenfalls wichtig.

3. Orientierung fördern: Eine wichtige Aufgabe des Pflegepersonals besteht darin, dem Delir-Patienten bei der Orientierung zu helfen. Dazu gehören das Bereitstellen von Uhren, Kalendern und einer klaren Tagesstruktur. Regelmäßige Wiederholung von Datum, Ort und aktuellen Ereignissen kann dem Patienten helfen, sich besser zurechtzufinden.

4. Kommunikation anpassen: Da Delir-Patienten möglicherweise Schwierigkeiten haben, Informationen aufzunehmen und zu verarbeiten, ist es wichtig, die Kommunikation anzupassen. Verwenden Sie kurze und einfache Sätze, stellen Sie klare Fragen und geben Sie ausreichend Zeit für eine Antwort. Eine ruhige und beruhigende Umgebung kann ebenfalls dazu beitragen, die Kommunikation zu erleichtern.

5. Unterstützung bei der Schlafhygiene: Delir-Patienten haben oft Schwierigkeiten mit dem Schlaf-Wach-Rhythmus. Das Pflegepersonal sollte auf eine gute Schlafhygiene achten, indem es eine angenehme Schlafumgebung schafft, auf ausreichende Beleuchtung und Lärmminderung achtet und gegebenenfalls Beruhigungsmethoden wie Entspannungstechniken oder Musiktherapie einsetzt.

6. Flüssigkeits- und Ernährungsbilanz überwachen: Delir-Patienten können eine verminderte Flüssigkeits- und Nahrungsaufnahme haben, was zu Dehydration und Mangelernährung führen kann. Das Pflegepersonal sollte die Flüssigkeits- und Ernährungsbilanz überwachen und gegebenenfalls unterstützende Maßnahmen ergreifen, um eine ausreichende Hydratation und Ernährung sicherzustellen.

7. Multidisziplinäre Zusammenarbeit: Die Pflege von Delir-Patienten erfordert oft eine enge Zusammenarbeit mit anderen Fachkräften wie Ärzten, Psychologen und Physiotherapeuten. Durch den Austausch von Informationen und die Abstimmung der Behandlung kann die bestmögliche Betreuung gewährleistet werden.

Es ist wichtig anzumerken, dass die Pflege bei Delir-Patienten individuell angepasst werden sollte, da die Bedürfnisse jedes Patienten unterschiedlich sein können.

8. Chorea major Huntington

8.1. Synonyme

Morbus Huntington, Chorea chronica progressiva, Chorea hereditiva

8.2. Definition

Die Chorea major wurde erstmals von C.O. Waters (1841) beschrieben, jedoch nach G. Huntington (1872) benannt. Dieser grenzte sie als Erbkrankheit von der Chorea minor ab. Es handelt sich um eine autosomal, dominant vererbte neuronale Degeneration, überwiegend im Corpus striatum. Die Erkrankung geht mit choreatischen Bewegungsstörungen, Persönlichkeitsveränderungen und Demenz einher.

8.3. Epidemiologie

In der Regel manifestiert sich die Erkrankung zwischen dem 35. und dem 45. Lebensjahr. Sie betrifft 5 von 100.000 Einwohnern. Seltener manifestiert sie sich vor dem 10. oder nach dem 60. Lebensjahr. Männer und Frauen sind gleich häufig betroffen.

8.4. Symptomatik

Chorea Huntington beginnt im mittleren Lebensalter mit einer Bewegungsunruhe. Betroffen davon sind Extremitäten, Kopf und Rumpf, deren Agitation sich zu heftig ausfahrenden Bewegungen, den choreatischen Hyperkinesen der Extremitäten, und Gehunfähigkeit steigert. Im Spätstadium gehen die Bewegungen in ein verlangsamtes Bewegungsmuster über. Eine Dysarthrophonie gehört zu den Frühsymptomen (Dysarthrien sind Störungen der Sprechmotorik mit ungenauer Lautbildung. Meist sind zugleich die Sprechatmung und die Stimmbildung (Phonation) beeinträchtigt, so dass man auch von Dysarthrophonie spricht). Die Verminderung des Sprechantriebs, wird allmählich zum Mutismus. Im Verlauf steigern sich vegetative Krankheitssymptome. Hier sind vor allem Harn- und Stuhlinkontinenz zu nennen. Infolge unwillkürlicher Kontraktionen der Atemmuskulatur, rufen im Spätstadium der Erkrankung Dysphagie (Schlucklähmung) und pulmonale Insuffizienz, lebensbedrohliche Komplikationen hervor.

Psychopathologische Symptome gehen der choreatischen Bewegungsstörung, oft als Frühsymptom voraus. Zu Beginn fallen leichtere Beeinträchtigungen der intellektuellen Fähigkeiten, Gedächtnis- und -Affektstörungen auf. Es kommt auch vor, dass der Patient aufgrund der mangelnden Kontrolle über seine Motorik (bei durchaus erhaltener Urteilskraft), den Eindruck eines dementen Patienten erweckt. Als Folge sind oft resignative und depressive Reaktionen bis zum Suizid, zu beobachten.

Im weiteren Verlauf der Erkrankung entwickelt sich die Demenz mit Verwahrlosungstendenzen. Aggressionen, sowohl der Umwelt, als auch der eigenen Person gegenüber, sind begleitend. Es kommt zu schweren Persönlichkeitsveränderungen.

8.5. Ätiopathogenese

Die degenerative Erkrankung ist in der Vererbung autosomal dominant. Die Penetranz ist vollständig, die phänotypische Ausprägung jedoch variabel.

Pathologisch-neurologisch liegt der Erkrankung ein Neuronenuntergang im Nucleus caudatus und Putamen, zugrunde.

8.6. Diagnostik

Im Frühstadium der Erkrankung sind die choreatischen Hyperkinesen gering ausgeprägt. Bei der Untersuchung fallen jedoch bereits Störungen der Feinmotorik auf (z.B. die Unfähigkeit, Bewegungen wie Strecken und Beugen der Finger nacheinander auszuführen). Im Krankheitsverlauf steigern sich die Hyperkinesen. Die Feinmotorik ist verlangsamt, der Muskeltonus nimmt zu.

8.7. Therapie

Eine Kausalbehandlung der Chorea Huntington ist nicht möglich, da die Progredienz des Leidens nicht aufzuhalten ist. Auch eine symptomatische

Therapie ist nur begrenzt möglich. Es ist auf hochkalorische Ernährung zu achten, um eine Kachexie zu vermeiden. Zur Dämpfung der choreatischen Hyperkinesen, werden Neuroleptika eingesetzt.

Nachkommen von Chorea Huntington Patienten sollten in jedem Falle genetisch beraten werden. Die statistische Wahrscheinlichkeit ebenfalls an Chorea Huntington zu erkranken, beträgt 50%.

8.8. Verlauf

Die Patienten wirken vorzeitig gealtert, im Spätstadium zeigt sich Marasmus (allgemeiner Verfall, Kräfteschwund durch Abmagerung). 15 Jahre nach Krankheitsbeginn, leben nur noch ein Drittel der Patienten. Als häufigste Todesursache sind Ateminsuffizienz und Aspirationspneumonie zu nennen.

Die Pflege bei Patienten mit Chorea major Huntington erfordert ein umfassendes Verständnis der Erkrankung und ihrer Symptome. Huntington ist eine degenerative Erkrankung des Nervensystems, die zu motorischen Problemen, kognitiven Beeinträchtigungen und psychischen Veränderungen führt.

Hier sind einige wichtige Aspekte der Pflege bei Chorea major Huntington:

1. Information und Aufklärung: Angehörige und Pflegekräfte sollten über die Krankheit informiert sein, um die Symptome zu verstehen und angemessen darauf reagieren zu können. Dies beinhaltet auch die Aufklärung der Patienten selbst, soweit möglich, über die Krankheit und ihre Auswirkungen.

2. Sicherheit gewährleisten: Patienten mit Chorea major Huntington haben häufig unkontrollierte Bewegungen, die zu Stürzen und Verletzungen führen können. Es ist wichtig, dass die Umgebung des Patienten sicher gestaltet wird, indem Hindernisse entfernt und gepolsterte Flächen bereitgestellt werden. Hilfsmittel wie

Gehstützen oder Rollstühle können ebenfalls helfen, die Mobilität und Sicherheit des Patienten zu verbessern.

3. Unterstützung der Mobilität: Je nach Fortschreiten der Erkrankung können Patienten mit Chorea major Huntington Schwierigkeiten haben, ihre Mobilität zu erhalten. Physiotherapie und Ergotherapie können helfen, die Muskelkraft und Koordination zu verbessern sowie die Selbstständigkeit im Alltag zu fördern.

4. Ernährung und Schlucken: Chorea major Huntington kann auch Auswirkungen auf die Fähigkeit des Patienten haben, zu schlucken und angemessen zu essen. Es ist wichtig, dass die Ernährung entsprechend angepasst wird, um die Sicherheit beim Schlucken zu gewährleisten und eine ausgewogene Ernährung aufrechtzuerhalten. Gegebenenfalls kann eine Zusammenarbeit mit einem Ernährungsberater erforderlich sein.

5. Psychosoziale Unterstützung: Chorea major Huntington kann sich negativ auf die psychische Gesundheit des Patienten auswirken, sowohl aufgrund der Symptome selbst als auch aufgrund der Auswirkungen der Krankheit auf das tägliche Leben. Die Bereitstellung von psychosozialer Unterstützung, einschließlich emotionaler Unterstützung und gegebenenfalls therapeutischer Interventionen, kann dazu beitragen, die Lebensqualität des Patienten und seines Umfelds zu verbessern.

6. Angehörigenunterstützung: Die Pflege von Patienten mit Chorea major Huntington kann eine Belastung für Angehörige darstellen. Es ist wichtig, dass sie angemessene Unterstützung erhalten, sei es durch Informationen, Schulungen, Entlastungsmöglichkeiten oder psychosoziale Unterstützung. Die Einbindung von Unterstützungsnetzwerken wie Selbsthilfegruppen kann ebenfalls hilfreich sein.

Es ist wichtig zu beachten, dass die Pflege bei Chorea major Huntington individuell angepasst werden sollte, um den spezifischen Bedürfnissen des Patienten gerecht zu werden. Eine enge Zusammenarbeit mit Ärzten, Therapeuten und anderen Fachkräften im Gesundheitswesen ist daher unerlässlich.

9. Demenz

9.1. Synonyme

Chronische, körperlich begründbare Psychose, chronisch symptomatische Psychose, chronisches organisches Psychosyndrom, Demenz, chronisches hirnorganisches Psychosyndrom

9.2. Definition

Demenz ist Folge, entweder einmaliger, schwerer Hirnerkrankungen (z.B. Trauma), chronischer toxischer Einwirkungen auf das Gehirn, oder fortschreitender Hirnabbauprozesse (z.B. Morbus Alzheimer). Sie ist durch den Verlust von Gedächtnis und intellektuellen Fähigkeiten, Orientierungsstörungen, Urteilsschwäche und Persönlichkeitsveränderungen, charakterisiert

9.3. Historisches

Der Begriff Demenz, wurde im 18. Jahrhundert in der Juristensprache und in der Umgangssprache, für jede Form geistiger Störung gebraucht. Ende des 18. Jahrhunderts bekam der Begriff unter Ärzten die Bedeutung eines Nachlassens der intellektuellen Kräfte, und der Unfähigkeit zu logischem Denken. Bis vor einigen Jahren noch, wurden in der deutschsprachigen Psychiatrie nur die irreversiblen Endzustände des chronischen hirnorganischen Psychosyndroms, als tatsächliche Demenz bezeichnet.

In der amerikanischen Literatur wird, abweichend vom deutschen Sprachgebrauch, die Bezeichnung Demenz wesentlich weiter gefasst. Hier spricht man bereits von Demenz, wenn Gedächtnis- und Intelligenzstörungen die Bewältigung von Alltagsaufgaben, erkennend behindern. Heute werden auch reversible und leichtere Stadien, als Demenz bezeichnet. Somit steht hier Demenz, als Synonym für das gesamtheitliche, hirnorganische Psychosyndrom.

9.4. Epidemiologie

Chronische hirnorganische Psychosyndrome kommen am häufigsten im höheren Lebensalter vor, jeder 10te, über 65-Jährige, leidet an kognitiven Störungen (bis hin zur Demenz).

Die Häufigkeit einer Demenz ist vergleichbar mit der, anderer Volkskrankheiten (z.B. Diabetes mellitus). Die Prävalenz dementieller Syndrome liegt im Alter von 65 bis 70 Jahren bei 2 bis 6%, bei den über 85-Jährigen bei 20 bis 30%.

Die Diagnose einer Demenz kann gestellt werden, sobald der Intelligenzquotient einigermaßen stabil ist, also ab dem Alter von 3 bis 4 Jahren. So kann ein vierjähriges oder älteres Kind, welches an einer chronischen neurologischen Erkrankung leidet, sowohl als geistig retardiert, als auch als dement eingestuft werden. Dabei müssen die erworbenen Funktionen im intellektuellen, als auch im sozialen Verhalten, in einem signifikanten Maß beeinträchtigt worden sind.

Die Zahl älterer und alter Menschen nimmt ständig zu, so dass die Demenz ein Hauptproblem der öffentlichen Gesundheitsfürsorge wird.

9.5. Ätiopathogenese

Die häufigste Form der Demenz ist die primär degenerative Demenz vom Alzheimer-Typ (65% der Fälle), gefolgt von der Multiinfarkt-Demenz (15% der Fälle).

Nur 10% aller Fälle von Demenz sind reversibel. Das auch nur, wenn rechtzeitig, vor Auftreten irreversibler Schäden, mit der Behandlung begonnen wird.

9.6. Symptomatologie

In milden oder frühen Formen des chronischen hirnorganischen Psychosyndroms besteht die Schwierigkeit, im Aufrechterhalten der geistigen Leistungsfähigkeit. Frühe Ermüdbarkeit und Tendenz zu versagen, (wenn die Fragestellung neu und komplex ist oder veränderte Problemlösestrategien gefragt sind), stehen als Kennzeichnung zur Verfügung

Sind hierbei Reizbarkeit, Erschöpfbarkeit, Schlafstörungen und subjektives Schwächegefühl im Vordergrund, so spricht man von einem chronischen pseudoneurasthenischen Syndrom.

Eine Akzentuierung prägmorbider Persönlichkeitszüge kann sich darin äußern, dass sich charakteristische Wesenszüge übertrieben darstellen (der Sparsame wird geizig, der Gutmütige wird willenlos). Andererseits kann sich eine organische Persönlichkeitsveränderung durchaus in Verlangsamung, Antriebsminderung oder erhöhter Reizbarkeit, gesteigerter emotionaler Labilität, affektiver Einengung und depressiver Verstimmung, bemerkbar machen.

Ist zusätzlich eine mäßig ausgeprägte Gedächtnisstörung nachweisbar, meist mehr auf kurz zurückliegende Ereignisse konzentriert, (so dass Telefonnummern, Gespräche und Tagesereignisse vergessen werden), sind bereits die Kriterien eines leichten dementiellen Syndroms nachweisbar.

Gedächtnisstörungen sind typischerweise ein frühes, jedoch hervorstechend spezielles Merkmal der Demenz, vom Typ Alzheimer.

Beim Fortschreiten einer Demenz, werden Leistungseinbußen fortschreitend häufiger. Sie verlagern sich auf alltägliche Aufgaben, so dass der Patient schließlich die notwendigen, täglichen Verrichtungen, nicht mehr autark bewerkstelligen kann.

Charakteristische Symptome der Demenz sind Störungen des Gedächtnisses, der Orientierung, der Wahrnehmung, intellektueller Funktionen,

Urteilsfähigkeit und Entscheidungsfähigkeit. Ebenso häufig wie affektive Verhaltensänderungen, sind defekte Impulskontrolle, oder Veränderungen der prägmorbiden Persönlichkeitszüge nachweisbar.

Gedächtnisstörungen sind mitverantwortlich für räumliche und zeitliche Orientierungsstörungen. Der Patient mit räumlichen Orientierungsstörungen läuft Gefahr, sich auch in vertrauter Umgebung zu verlaufen.

9.7. Verlauf

Die Demenzerkrankung kann progredient, konstant oder reversibel sein. Die Reversibilität der Demenz steht im Bezug zu dem zugrunde liegenden Prozess und der Verfügbarkeit, sprich der Anwendbarkeit, effektiver Behandlungsmöglichkeiten.

Bei dementiellen Prozessen bleibt das Bewusstsein normalerweise ungestört. Es wird immer davon ausgegangen, dass diesem Prozess ein organischer Faktor zugrunde liegt. Deshalb muss immer eine sorgfältige Suche nach den organischen Ursachen erfolgen. Insbesondere dann, wenn nicht sofort ein spezifisch organischer Fehler, gefunden wird.

9.8. Differentialdiagnose

Die Demenz muss von anderen hirnorganischen Erkrankungen und Erkrankungen ohne nachweisbare organische Ursache, unterschieden werden. Die erste wichtige Unterscheidung ist die, gegenüber dem Delir. Das Delir (akute organische Psychose) ist gekennzeichnet durch ein plötzliches Auftreten. Ihre relativ kurze Dauer, starke Schwankungen der kognitiven Leistungsfähigkeit innerhalb kurzer Zeit, kennzeichnen stark Die nächtliche Verschlechterung der Symptomatik, deutliche Störungen des Schlaf- Wach- Rhythmus, auffällige Störung der Aufmerksamkeit und Aufnahmefähigkeit, sind zu finden. Ebenso die, der Halluzinationen und vorübergehender Wahnsymptomatik.

9.9. Demenzformen

Präsenile Form: mit 40-45 Jahren, schreitet schnell fort und führt nach 4-5 Jahren zu körperlich, wie seelischem Verfall.

senile Form: nach 65-75 Jahren, Erkrankte versterben häufig erst nach 10-15 Jahren. Die Krankheit ist in ihrem Verlauf nicht aufzuhalten, sie erfordert umfassende Pflege, und vor allem Beaufsichtigung.

9.10. Therapie

Besonders wichtig ist das frühzeitige Erkennen, noch behandelbarer, dementieller Zustände. Da nach zu langer Dauer eine chronische Schädigung des Gehirns eintritt, ist diese dann nicht mehr behandelbar.

Man behandelt einen Menschen mit fortgeschrittener seniler Demenz aus pflegerischer Sicht, wie folgt:

Aufmerksamkeit, Beobachtung und Betreuung, da Weglauftendenzen und unsachgemäßer Gebrauch von Gegenständen, alltäglich sind.

Ernährung: Patient isst und trinkt nicht mehr, sein Gefühl dafür, geht verloren. Aspirationspneumanie, Unterernährung, Austrocknung.

Selbstversorgungsdefizit. Inkontinenz, (Hilfe bei Toilettengängen)

Patient nimmt Entzündungen u. Schmerzen nicht mehr wahr, genaue Beobachtung/ Einschätzung, ist notwendig.

Angehörigenbetreuung, Verhalten der Dementen verstehbar machen.

Behutsame Aktivierung ist ebenso angezeigt, wie wichtig.

Man kann bei Alzheimerpatienten Gedächtnisstörungen wie folgt, erfassen:

3 Gegenstände merken lassen, nach 5 Minuten benennen können. Störungen im Kurz- und Langzeitgedächtnis.

Biographische Daten und Allgemeinwissen abfragen. Vergesslichkeit, Desorientiertheit, Wortfindungsstörungen, apraktische Störungen

9.11. Medikamentöse Therapie

Vorsicht! Bei Hochbetagten reicht häufig niedrige Dosierung!

- Nootropika (Antidemnetia)Aricepf
- Niederpotente Neuroleptika. Melperon(Eunerpan)
- Pipamperom
- Hochpotente bei Wahn u. Halluzination
- Benzodiazepine, zur Angstlösung und als Schlafmittel!
- Tavor/Adumbran)
- Antidepressiva (Aponal)

Die Pflege von Demenzpatienten erfordert spezielle Kenntnisse und eine einfühlsame Herangehensweise. Hier sind einige wichtige Punkte zur Pflege von Demenzpatienten:

1. Kommunikation: Demenzpatienten können Schwierigkeiten haben, ihre Bedürfnisse auszudrücken oder zu verstehen. Es ist wichtig, eine klare, einfache Sprache zu verwenden und sich Zeit für die Kommunikation zu nehmen. Nonverbale Kommunikation wie Gestik, Mimik und Berührung kann ebenfalls hilfreich sein.

2. Struktur und Routine: Demenzpatienten profitieren von einer strukturierten Umgebung und einem festen Tagesablauf. Ein fester Zeitplan für Mahlzeiten, Aktivitäten und Ruhephasen kann ihnen Sicherheit und Orientierung bieten.

3. Sicherheit gewährleisten: Demenzpatienten können Orientierungsprobleme haben und sind möglicherweise anfällig für Stürze oder Verletzungen. Es ist wichtig, die Umgebung sicher zu gestalten,

indem man Hindernisse entfernt, rutschfeste Böden verwendet und ausreichende Beleuchtung gewährleistet. Türschlösser und Alarmsysteme können ebenfalls eingesetzt werden, um die Sicherheit zu verbessern.

4. Unterstützung bei alltäglichen Aktivitäten: Demenzpatienten benötigen möglicherweise Unterstützung bei alltäglichen Aktivitäten wie Körperpflege, Anziehen, Essen und Toilettengang. Es ist wichtig, geduldig zu sein und ihnen dabei zu helfen, ihre Unabhängigkeit so weit wie möglich aufrechtzuerhalten.

5. Stimulation und Aktivierung: Demenzpatienten können von Aktivitäten profitieren, die ihre kognitiven und motorischen Fähigkeiten fördern. Dies kann beispielsweise das Lösen von Rätseln, das Hören von Musik oder das Durchführen von leichten körperlichen Übungen umfassen. Dabei ist es wichtig, die Aktivitäten an die individuellen Interessen und Fähigkeiten anzupassen.

6. Umgang mit Verhaltensänderungen: Demenz kann Verhaltensänderungen wie Aggression, Verwirrung oder Unruhe mit sich bringen. Es ist wichtig, diese Verhaltensweisen zu verstehen und einfühlsam darauf zu reagieren. Beruhigende Techniken wie ruhige Musik, sanfte Berührungen oder Umgebungsanpassungen können hilfreich sein. Bei Bedarf kann auch eine medikamentöse Behandlung in Erwägung gezogen werden.

7. Unterstützung für pflegende Angehörige: Die Pflege von Demenzpatienten kann sowohl körperlich als auch emotional belastend sein. Pflegende Angehörige sollten sich selbst um ihre eigene Gesundheit und ihr Wohlbefinden kümmern. Unterstützung durch professionelle Pflegedienste, Selbsthilfegruppen oder Beratungsstellen kann dabei helfen.

Es ist wichtig zu beachten, dass jeder Demenzpatient einzigartig ist und individuelle Bedürfnisse hat. Es kann hilfreich sein, mit dem medizinischen Fachpersonal zusammenzuarbeiten, um eine auf den Patienten zugeschnittene Pflegeplanung zu erstellen.

10. Morbus Pick

10.1. Definition

Der Morbus Pick ist eine degenerative Hirnerkrankung, die hauptsächlich das Frontal – und Temporalhirn betrifft.

Die Atrophie des Hirngewebes führt zur Frontalhirnsymptomatik, und später unweigerlich zum demenentiellen Abbau.

Die Krankheit wurde erstmals 1892 von A. Pick beschreiben.

10.2. Epidemiologie

Im Vergleich zu anderen Demenzerkrankungen, ist diese Erkrankung, mit einem Anteil von 1 – 2% unter allen Demenzen, relativ selten. Der Beginn der Erkrankung liegt im präsenium, zwischen dem 50. und 60. Lebensjahr. Ein frühzeitiger Erkrankungsbeginn um das 40. Lebensjahr, wird nur sehr selten beobachtet. Die durchschnittliche Krankheitsdauer beträgt etwa 7 Jahre im Mittelwert, die Extremwerte differieren zwischen 1, bis 15 Jahren.

10.3. Ätiopathogenese

Kennzeichnend für diese Erkrankung, ist die makroskopisch starke Schrumpfung des Stier – und Frontallappens, mit Bildung des hier typischen Wahlnussreliefs. Betroffen sind der phylogenetisch und ontogenetisch, spät reifende basale, und frontale Neocortrex.

Ein Teil der degenerativ veränderten Hirnsubstanz, gehört zum limbischen System. Die Projektions-areale sind nicht beteiligt.

Mikroskopisch fällt eine primär Schwund an Nervenparenchym auf. Gleichzeitig bestehen Einschlüsse argentophiler Substanz – die sogenannte Pick – Körper – in Ganglienzellen. Plaques oder Alzheimer – Fibrillen, sind nicht nachweisbar.

10.4. Symptome

Als frühestes Symptom, gilt die allgemeine Beeinträchtigung der Leistungsfähigkeit.

Routinearbeiten, die ein Leben lang ausgeführt worden sind, können plötzlich nicht mehr bewerkstelligt werden. Wenig später fällt vor allem die Veränderung der Persönlichkeit auf.

Der Affekt ist anfangs entweder läppisch – euphorisch oder mürrisch – dysphor verändert. Er flacht, allerdings bald im Sinne einer Affektarmut, gänzlich ab. Das Wesen des Patienten scheint vergröbert. Er agiert distanzlos und ist im geistigen Niveau gesenkt.

Der Kranke ist aspontan. Dabei vernachlässigt er sich selbst und andere, lebt nur noch elementare Bedürfnisse aus.

Im Endstadium der Krankheit werden häufig primitive, frühkindliche Greifreflexe wieder auslösbar. Allgemeine Enthemmung wie Fresssucht, zwanghaftes Greifen, Störungen von Gedächtnis, Orientierung und Kognition und die Ausbildung eines akinetischen Parkinsonsyndroms, kündigen die Endphase der Erkrankung an.

Morbus Pick, auch als frontotemporale Demenz (FTD) bezeichnet, ist eine neurodegenerative Erkrankung, die zu Veränderungen in den frontalen und temporalen Regionen des Gehirns führt. Diese Krankheit betrifft die Persönlichkeit, das Verhalten und die Sprache der betroffenen Person. Bei der Pflege von Morbus Pick-Patienten ist es wichtig, sich auf ihre spezifischen Bedürfnisse einzustellen. Hier sind einige wichtige Aspekte der Pflege:

1. Informieren Sie sich über die Erkrankung: Lernen Sie so viel wie möglich über Morbus Pick und die damit verbundenen Symptome, um besser verstehen zu können, was die Patienten durchmachen. Dies hilft Ihnen, angemessen zu reagieren und ihnen die beste Pflege zu bieten.

2. Geduld und Empathie: Menschen mit Morbus Pick können Verhaltensänderungen, emotionale Instabilität und Probleme mit der Sprache haben. Zeigen Sie Geduld und Empathie, wenn Sie mit diesen Herausforderungen umgehen. Versuchen Sie, sich in ihre Lage zu versetzen und unterstützend zu sein.

3. Strukturierte Umgebung: Bieten Sie eine strukturierte und vorhersehbare Umgebung für den Patienten. Das hilft, Verwirrung und Angst zu reduzieren. Halten Sie Routinen und Abläufe konstant und stellen Sie sicher, dass die Umgebung sicher und frei von unnötigen Reizen ist.

4. Kommunikation: Die Sprache kann bei Morbus Pick-Patienten beeinträchtigt sein. Verwenden Sie einfache und klare Sprache, sprechen Sie langsam und geben Sie dem Patienten ausreichend Zeit, um zu antworten. Verwenden Sie auch nonverbale Kommunikation wie Gesten und Körperhaltung, um sich verständlich zu machen.

5. Unterstützung bei täglichen Aufgaben: Morbus Pick kann die Fähigkeit beeinträchtigen, alltägliche Aufgaben wie Anziehen, Waschen oder Essen durchzuführen. Bieten Sie Unterstützung an, aber ermutigen Sie den Patienten auch, so viel wie möglich selbst zu tun, um ein Gefühl der Unabhängigkeit aufrechtzuerhalten.

6. Betreuung des Verhaltens: Verhaltensänderungen sind ein häufiges Merkmal von Morbus Pick. Beobachten Sie das Verhalten des Patienten und versuchen Sie herauszufinden, ob bestimmte Aus-

löser dafür verantwortlich sind. Versuchen Sie, eine beruhigende Umgebung zu schaffen und Strategien zur Verhaltensbewältigung einzusetzen, wie zum Beispiel Ablenkung oder Umleitung.

7. Unterstützung für Angehörige: Morbus Pick kann eine große Herausforderung für die Familienangehörigen sein, die die Hauptpflegepersonen sind. Bieten Sie ihnen Unterstützung an, sei es durch Schulungen, die Vermittlung von Ressourcen oder die Bereitstellung von Entlastungspausen. Es ist wichtig, dass sie auch ihre eigenen Bedürfnisse beachten und sich um ihre eigene Gesundheit kümmern können.

Es ist wichtig anzumerken, dass die Pflege von Morbus Pick-Patienten eine individuelle Anpassung erfordert. Jeder Patient ist einzigartig und kann unterschiedliche Bedürfnisse haben. Es ist ratsam, mit einem Arzt oder einem Fachmann für Demenzpflege zusammenzuarbeiten, um eine angemessene Betreuung und Unterstützung bereitzustellen.

Intelligenzminderung

11. Synonyme

Oligophrenie, Minderbegabung, Schwachsinn, geistige Behinderung

11.1. Definition

Von Kindesalter an bestehende, deutlich unterdurchschnittliche, allgemeine Leistungsfähigkeit, die anlagebedingt, oder früh erworben ist. Hier verbunden mit mangelhafter Differenzierung der Persönlichkeit. Der Intelligenzmangel gilt als angeboren wenn er vor, während, oder kurz nach der Geburt erworben wurde

Wichtig!
Die meisten Menschen mit Intelligenzminderung sind nicht psychiatrisch krank.

11.2. Epidemiologie

Intelligenz gehört zu den Merkmalen, die in der Bevölkerung normalverteilt sind. Etwa 5% der Menschen weisen eine Minderung der Intelligenz auf. Die leichteren Formen der Intelligenzminderung, früher Debilität genannt, machen etwa 3 -4% aus. Die schweren Formen (früher: Imbezillität und Idiotie) weniger als 1%. Das männliche Geschlecht überwiegt in einer Relation von 1,5 zu 1.

11.3. Grade der Intelligenzminderung

Neue Nomenklatur	IQ	Alte Nomenklatur
Leichte	50-69	Debilität
Mittlere	35-49	Imbezillität
Schwere	20-34	schwere geistige Behinderung
Schwerste	unter 20	Idiotie

Der IQ-Bereich von 70-90 stellt eine Übergangszone dar, die im deutschen Sprachraum als Lernbehinderung bezeichnet wird. Der IQ-Bereich von 85-115 umfasst die durchschnittliche intellektuelle Leistungsfähigkeit.

Bei über 115 IQ Punkten, beginnt die überdurchschnittlich, intellektuelle Leistungsfähigkeit.

11.4. Symptomatologie

Die Intelligenzminderung kann in den verschiedenen Leistungsbereichen gleichmäßig, oder ungleichmäßig sein. Bei leichten Formen bestehen meist wenig, oder keine wesentlichen Einschränkungen der lebenspraktischen Fähigkeiten. Mit zunehmendem Grad der Intelligenzminderung, gewinnen neurologische, neuromuskuläre, visuelle, auditive oder kardiovaskuläre Komplikationen ebenso an Bedeutung, wie auch Einschränkungen der sozialen Kompetenz. Basale kognitive und emotionale Funktionen, werden ebenfalls auffällig.

Typische Symptome der Intelligenzminderung sind Passivität, psychische Abhängigkeit, niedriges Selbstwertgefühl, niedrige Frustationstoleranz, ungenügende Impulskontrolle, Stereotypien, Selbststimulation, Selbstverletzungen und Aggressivität.

Das Erscheinungsbild einer geistigen Behinderung

- Angeboren oder kurz vor, während oder nach der Geburt erworben.
- Die motorische Entwicklung ist oft verzögert.
- Verzögerung der geistigen Entwicklung im Säuglings- und Kleinkindalter, oft schwer zu diagnostizieren.
- Zunächst fällt auf, dass die Kinder später krabbeln und gehen.
- Die Sprachentwicklung ist oft verlangsamt.
- Die Persönlichkeitsdifferenzierung ist oft mangelhaft.
- Oft sind Antriebsüberschuss, manchmal auch Antriebsarmut zu finden.
- In erster Linie ist das Denken gestört, besonders das abstrahierende.
- Oft besteht Unfähigkeit, das Wesentliche vom Unwesentlichen zu trennen.
- Meist hat der Patient Schwierigkeiten, Situationen richtig zu bewerten und zu beurteilen. Die Urteilsbildung ist unzulänglich.
- Jede Fähigkeit und jeder Bereich, können betroffen sein.

- Geistig Behinderte können jede psychische Erkrankung haben, die dann zusätzlich zu der geistigen Behinderung, auftritt.

11.5. Ursachen der Intelligenzminderung

Genetische Ursachen	5%
Frühe Störungen der Embryonalentwicklung	30%
Schwangerschafts- und perinatale Probleme	10%
Körperliche Erkrankungen im Kindesalter	5%
Umwelteinflüsse u. psychiatrische Erkrankungen	15 – 20%
unbekannte Faktoren	30 – 40%

11.6. Ätiologie

Die Ursachen der Geistigen Behinderung sind vielfältig.

- Angeborene geistige Behinderung
- Schädigungen, die vor, während, oder nach der Geburt entstanden sind.
- Erbliche Formen der geistigen Behinderung

Die multifaktorielle Vererbung wird angenommen: Bei geistiger Behinderung eines Elternteiles, sind 29% der Kinder ebenso geistig behindert. Bei geistiger Behinderung beider Eltern, sind sogar 61,5% der Kinder geistig behindert. Bei Kindern nicht geistig behinderter Eltern, sind lediglich 5,7% der Kinder wie benannt, behindert.

Wichtig!

Die Geistige Behinderung ist von der Demenz, (hirnorganische Intelligenzminderung, die im späteren Leben erworben wird), zu unterscheiden.

11.7. Therapie

Eine kausale Beeinflussung der Intelligenzminderung ist unmöglich. Die Betreuungsanforderungen bestehen darin, geeignete Fördermöglichkeiten und Betreuungsformen zu finden, die dem Betroffenen, Schutz und Rehabilitation bieten.

Die Pflege von Patienten mit Intelligenzminderung erfordert eine sensible und individuell angepasste Herangehensweise. Hier sind einige wichtige Punkte zu beachten:

1. Kommunikation: Es ist wichtig, eine klare und einfache Sprache zu verwenden, um sicherzustellen, dass die Patienten die Anweisungen und Informationen verstehen. Unterstützende Kommunikationshilfen wie Bilder oder Piktogramme können ebenfalls nützlich sein.

2. Strukturierte Umgebung: Eine klare und strukturierte Umgebung kann dazu beitragen, dass sich Patienten mit Intelligenzminderung sicher und wohl fühlen. Routinen und wiederkehrende Aktivitäten können ihnen Orientierung geben.

3. Geduld und Einfühlungsvermögen: Die Pflege von Patienten mit Intelligenzminderung erfordert Geduld und Verständnis. Es kann länger dauern, bis sie Aufgaben oder Anweisungen verstehen und ausführen können. Es ist wichtig, ihnen genügend Zeit zu geben und geduldig zu bleiben.

4. Unterstützung bei der Selbstpflege: Je nach Schweregrad der Intelligenzminderung können Patienten Unterstützung bei der täglichen Körperpflege benötigen. Dies kann das Waschen, Anziehen, Zähneputzen oder Toilettengänge umfassen. Es ist wichtig, ihre Privatsphäre und Würde zu respektieren und sie so weit wie möglich in den Pflegeprozess einzubeziehen.

5. Förderung der Unabhängigkeit: Auch wenn Patienten mit Intelligenzminderung Unterstützung benötigen, ist es wichtig, ihre Unabhängigkeit und Selbstständigkeit zu fördern. Es können Aufgaben zugewiesen werden, die sie eigenständig erledigen können, um ihr Selbstvertrauen zu stärken.

6. Zusammenarbeit im interdisziplinären Team: Die Pflege von Patienten mit Intelligenzminderung erfordert oft eine enge Zusammenarbeit mit verschiedenen Fachleuten wie Ärzten, Therapeuten und Psychologen. Ein interdisziplinäres Team kann dazu beitragen, die bestmögliche Betreuung zu gewährleisten.

7. Soziale Integration: Die Einbindung in soziale Aktivitäten und Gemeinschaftsangebote kann für Patienten mit Intelligenzminderung von großer Bedeutung sein. Dies kann ihnen helfen, soziale Fähigkeiten zu entwickeln und ein Gefühl der Zugehörigkeit zu erleben.

Jeder Patient mit Intelligenzminderung ist einzigartig, daher ist es wichtig, eine individuelle Pflegeplanung zu erstellen, die auf ihre spezifischen Bedürfnisse und Fähigkeiten zugeschnitten ist. Die enge Zusammenarbeit mit den Familien und Betreuern der Patienten ist ebenfalls von großer Bedeutung, um deren Erlebnisse und Perspektiven in die Pflege einzubeziehen.

Sexualstörungen

12. Allgemein

„Die Sexualität gehört zu den gefährlichsten Betätigungen eines Individuums."

Die Bewertung von Störungen der Sexualität und ihrer Funktionen, unterliegen, wie kaum andere Störungen, einem steten Wandel in ihrer Bewertung und deren Einordnung. Somit ist sexualtherapeutische Arbeit kaum möglich, legt man ihr die Reflexion der gesellschaftlichen Aspekte der Sexualität, nahe. Alleine in den letzten 40 Jahren stellte sich diese Entwicklung folgendermaßen dar: in den 60er und 70er Jahren begann eine Liberalisierung der Sexualität, die den Wegfall vieler Sexualverbote besiegelte. In den 80er Jahren kam ein Selbstbestimmungskurs hinzu, der sexuellen Zwang und sexuelle Gewalt zunehmend diskutierte, liberalisierte, und einen neuen Sexualkodex hervorbrachte. Dieser sollte den sexuellen Umgang friedlicher, kommunikativer, berechenbarer und vor allem herrschaftsfreier machen.

Die alte Sexualmoral qualifizierte bestimmte sexuelle Handlungen-zum Beispiel vorehelichen- oder -außerehelichen Sexualkontakt. Auch Masturbation, Oralverkehr, Homosexualität, Verhütung und unzähliges mehr- wurden als prinzipiell böse und schlecht bewertet, klassifiziert. Meist erfolgte dies weitgehend unabhängig, von ihrem Kontext.

Die Verhandlungsmoral verfügt über eine andere - zentrale - Kategorie: Sie erhebt die Forderung nach vereinbartem, ratifiziertem Sexualverhalten. Somit fordert sie gegenteilig, den Konsens. Hier werden Art und Weise ihres Zustandekommens, und nicht die sexuellen Handlungen oder Praktiken, bewertet. Interaktion ist das Schlagwort.

Diese Konsequenz ist sehr bemerkenswert: Die als normal angenommene Sexualität, die Heterosexualität, wird zu nur einem, von vielen möglichen Lebensstilen, der ureigenen Art, sexuell aktiv zu sein. Die sexuellen Perversionen verschwinden aus den Büchern und etablieren sich ebenfalls, als Lebensstile. In zum Beispiel zahllosen Talkshows kann festgestellt werden, welche teilweise qualvollen Prozeduren Sadisten, oder Masochisten ausüben. Als Absolution wird gleichzeitig erklärt, dies sei mit dem Gegenüber, so vereinbart.

Immer noch gibt es Bereiche, die die Verhandlungsmoral nicht erreicht haben, so zum Beispiel die Pädophilie, die weiterhin als Perversion, aufgrund ihres Ungleichgewichtes der Beteiligten, gilt.

In kaum einem anderen Bereich menschlichen Verhaltens zeigen sich die direkten Beziehungen zwischen seelischen und körperlichen Funktionen so deutlich wie im Bereich der Sexualität. Die Abgrenzung zwischen tatsächlich gestörtem und ungestörtem Sexualverhalten ist sehr kompliziert. Gegebenermaßen zeigen sich viele individuelle Unterschiede und Einstellungen.

13. Definition

Unter sexuellen Störungen werden diejenigen Störungen genannt, die in erster Linie ihre Auswirkungen im Bereich des sexuellen Verhaltens, der sexuellen Erregung und der Orgasmusfähigkeit haben. Psychiatrisch bedeutsam sind weiterhin Störungen der Geschlechtsidentität, und der Sexualpräferenz (Paraphilien).

14. Epidemiologie

Mindestens 15% der Patienten die einen Arzt aufsuchen, haben so bedeutende sexuelle Probleme, dass eine Behandlung/Beratung sinnvoll ist. Sehr häufig klagen Frauen über Orgasmusstörungen, oder schwindendes Verlangen nach Sex. Männer klagen über Erektionsstörungen, und/oder vorzeitige Ejakulation. Störungen der sexuellen Appetenz werden von 35% der Frauen und 16% der Männer berichtet.

15. Funktionelle Sexualstörungen

Ursachen für diese Form der Störung, können unter anderem im somatischen Bereich liegen. Erschöpfungszustände, allgemein-körperliche Krankheiten, Organbefunde an den Genitalien, oder Erkrankungen des ZNS, können dazu führen. Aber auch Medikamenteneinnahme, Alkoholkonsum, Nikotin und Drogeneinnahme können ursächlich sein. Ebenso häufig sind psychoreaktive Entstehungsbedingungen zu finden, meist jedoch, besteht eine Mischätiologie, da mehrere Bedingungen zugleich vorliegen. Störungen der sexuellen Funktion können grundsätzlich in jedem Stadium der sexuellen Entwicklung auftreten. Jede der dargestellten Phasen der sexuellen Erregung, kann betroffen sein.

Folgende Faktoren können hier eine wichtige Rolle spielen:

- Sexuelle Entwicklungsstörungen
- Partnerschaftsprobleme
- Einstellung zu Sexualität und Partnerschaft
- Erziehungsfaktoren
- Unzureichende Information
- Angst, Leistungsdruck, Erwartungsspannung
- Ungünstige, äußere Faktoren
- Symptomapologie und klinische Subtypen

16. Störungen der sexuellen Appetenz

Darunter sind jene Störungen zu verstehen, bei denen eine Veränderung des sexuellen Verlangens im Vordergrund steht. Meistens handelt es sich hierbei um einen Mangel oder den Verlust sexuellen Verlangens. Seltener auch um ein gesteigertes sexuelles Verlangen. Wichtig ist die Berücksichtigung aller individuellen Faktoren, bei der Behandlung.

17. Störungen der sexuellen Erregung

Hier nun geht es um Veränderungen genitaler Reaktionen, die die Durchführung eines befriedigenden Geschlechtsverkehrs erschweren, be- oder verhindern.

18. Orgasmusstörungen

Diese Störungen betreffen den Zeitpunkt, oder aber das objektive Erleben des Orgasmus. Frauen klagen häufiger als Männer, über einen verzögerten, oder nicht stattfindenden Orgasmus. Bei Männern liegt die Störung meistens, in einem vorzeitigen Samenerguss.

19. Störungen der Geschlechtsidentität

Hierbei besteht eine tiefe Unzufriedenheit mit dem eigenen Geschlecht und der dringende und anhaltende Wunsch, in die Rolle des anderen Geschlechtes teilweise oder ganz zu wechseln.

Es gilt zwischen Transvestitismus und Transsexualität, zu unterscheiden. Beim Transvestitismus besteht der Wunsch nach einer Geschlechtsumwandlung- nicht-. Es reicht den betreffenden, vorübergehend die Erfahrung der Zugehörigkeit zum anderen Geschlecht zu machen. Dies gelingt bereits, indem die jeweils typische gegengeschlechtliche Kleidung getragen wird. Diese Störung kommt praktisch nur bei Männern vor.

Bei Transsexualität besteht der Wunsch, schon anatomisch als Angehöriger des anderen Geschlechtes zu leben. Vor allem als solches, anerkannt zu werden. Durch eine hormonelle und chirurgische Behandlung, soll der eigene Körper dem bevorzugten Geschlecht, so weit wie möglich angeglichen werden.

Historisch ist die Entwicklung des „medizinischen Projektes Transsexualität“, nicht mehr rückgängig zu machen: Medizin und Rechtsprechung haben den Geltungsanspruch der Transsexuellen, gesetzesmäßig verifiziert. Was technisch machbar ist, wird faktisch gemacht. Das Spektrum reicht hier von der geschlechtsumwandelnden Operation, über die in-vitro-Fertilisation, bis hin zur Gentechnologie.

In der Bundesrepublik gibt es seit 1980 das Transsexuellengesetz, welches die juristischen Voraussetzungen regelt.

Die Änderung des Vornamens (ohne eine Personenstandsänderung), setzt keine somatische Behandlung voraus. Sie gilt als die sogenannte kleine Lösung. Diese ist auch für verheiratete Transsexuelle möglich. (§1 TSG)

Die Personenstandsänderung (§8 TSG), ist erst nach der geschlechtsumwandelnden Operation möglich. Der Antragsteller darf nicht verheiratet sein.

In beiden Verfahren müssen Gutachten von Sachverständigen erstellt werden. Der Gutachter muss dazu Stellung nehmen, ob die antragstellende Person sich: „aufgrund ihrer transsexuellen Prägung nicht mehr dem im Geburtseintrag angegebenen, sondern dem anderen Geschlecht zugehörig empfindet.“ Es muss dabei seit mindestens drei Jahren, ein unter Eigen-Zwang stehender Prozess sein, den Vorstellungen entsprechend zu leben, und: „und ob mit hoher Wahrscheinlichkeit davon auszugehen ist, dass sich ihr Zugehörigkeitsempfinden zum anderen Geschlecht, nicht mehr ändern wird.“

Der Beginn einer solchen Störung, liegt fast immer bereits in der Kindheit. Er zeigt sich meistens sehr früh in Kleidungs- und Umwandlungswünschen. Partnerbeziehungen werden als meistens nicht befriedigend geschildert, die Ätiologie ist weiterhin unklar. Der Wunsch darf nicht einer psychischen Erkrankung, einer Hormonstörung oder eines Gendefektes, entspringen.

20. Therapie

In der Therapie wird zweistufig vorgegangen:

Zunächst wird der Wunsch nach Geschlechtsumwandlung eingehend geprüft. Der Betreffende muss mindestens ein Jahr in Behandlung sein, und ein Sachverständigengutachten vorlegen. Dann erst, kann der Antrag auf Vornamensänderung und eine Einleitung der hormonellen Behandlung erfolgen.

Im nächsten Schritt muss sich der Betreffende dem Alltag stellen. Nach Verlauf von drei Jahren, können dann die äußeren Geschlechtsmerkmale angepasst werden. Auch hier ist widerum ein Sachverständigengutachten, erforderlich. Damit erfolgt auch die Änderung des Personenstands.

21. Sexuelle Deviationen / Störungen der sexuellen Präferenz

Unter diesem Punkt werden im Oberbegriff, fixierte Formen sexueller Befriedigung zusammengefasst. Die, die an außergewöhnliche Bedingungen geknüpft sind.

Hierbei richtet sich der sexuelle Impuls oder die sexuelle Phantasie, fast ausschließlich auf nicht-menschliche Objekte, das Leiden oder die Demütigung der eigenen Person oder des Sexualobjektes. Dabei geht es ebenso um Kinder oder andere Personen, die mit der sexuellen Interaktion- nicht- einverstanden sind.

Was Deviation ist, wird stark vom jeweiligen soziokulturellen Umfeld bestimmt. Es bleibt kritisch, von einer „Norm" oder vom Begriff „normal" auszugehen. Denn sexuelles Verhalten und Erleben an sich, ist meist bereits über die Grenzen dessen hinaus, was im menschlichen Leben und Zusammenleben, als normal gilt. In der Sexualität werden die eigenen Grenzen aufgegeben.

Die Deviation betrifft den Ablauf, oder die Triebrichtung des Sexualvorganges. Sie zeigt sich in:

- der Abwandlung des Sexualaktes
- der Abwandlung der Partner- oder Objektwahl
- der Verfehlung der Sinn und Zweckbestimmung der Sexualität
- dem süchtigen Charakter der Beziehung

Die Triebstärke ist keine konstante Größe, sondern unterliegt jeweils, intra-individuellen Bedingungen. Dies gilt naturgemäß nicht nur für die sexuelle Deviation. Hier liegt häufig eine hohe Triebstärke vor. Die Sexualisierung hat somit die Funktion, andere Konflikte zu lösen. Vielmals dient sie der Angstabwehr. Der partnerschaftliche Anteil lässt nach, und die aggressiven Anteile nehmen zu.

Sexuelle Deviationen können, je nach Verarbeitungsart des einzelnen, sowohl als Ich-fern (Ich-dyston), als auch Ich-nah (Ich-synton) erlebt werden. Deviante Anteile treten in Krisenzeiten vermehrt auf. Die Deviation tritt in den Vordergrund und zeigt sich z.B. in einer perversen Reaktion.

Eine Perversion ist eine suchtartige Verlaufsform, einer Deviation.

Eine sexuelle Perversion hat folgende Charakteristika:

- Sexualisierung
- Ritualisierung
- Überwiegen des narzisstischen Elementes des Sexuellen
- Überwiegen der Aggressivität

Wichtig ist, dass eine thematische Bindung eines Konfliktes an die Sexualität erfolgt. Perverse Rituale sind starr, die Realität des Partners findet kaum Beachtung. Weiterhin ist der Beziehungsaspekt fehlerhaft, oder deformiert.

Eine Perversion hat folgende Leitsymptome:

- Verfall an die Sinnlichkeit
  (das Verhalten ist auf ein bestimmtes Reizempfinden festgelegt)
- Hinwendung zur Anonymität
  (Fehlen von Partnerschaft, Sozialgefüge)
- Promiskuität
- Steigerung der Frequenz
- Ausbleiben der Befriedigung
- Ausbau der Phantasie und der Praktiken

22. Formen der sexuellen Deviation

22.1. Fetischismus

Der Partner wird durch einen Gegenstand, oder eine bestimmte Denkform, Vorstellungskraft, ersetzt.

22.2. Sadismus und Masochismus

Die Sexualität erstreckt sich auf das Zufügen oder Erleiden von Schmerzen. Das physische und psychische Leiden eines Opfers, ist für die ausführende Person sexuell erregend (sexueller Sadismus). Ebenso kann ein realer Akt der Demütigung, des „geschlagen" oder „gefesselt werdens" oder sonstiges Leiden, starke sexuelle Impulse und/oder, sexuell erregende Phantasien auslösen (Masochismus).

Triebziele sind hier das Machtausüben, Unterwerfen, Quälen oder gequält werden. Diese Triebziele sind sexualisiert.

22.3. Exhibitionismus

Darunter werden wiederkehrende, starke sexuelle Impulse und sexuell erregende Phantasien verstanden. Sie beinhalten das Entblößen der eigenen Geschlechtsteile, gegenüber nichtsahnenden Fremden. Meistens findet dies vor Frauen oder Kindern statt, selten vor Männern oder maskulinen Jugendlichen. Der Exhibitionismus macht etwa 20%

der Sexualdelikte aus. Das Exhibitionieren dient der Demonstration von Potenz, und Männlichkeit.

Der typische Exhibitionist befindet sich im mittleren Lebensalter. Er ist gut gut situiert, im Sozialgeflecht integriert. Oft ist er unsicher und gehemmt. Er versucht, aus einem Leben voller Kränkung und Schwäche auszubrechen.

Der jugendliche Exhibitionist ist in der Reel ein unauffälliger, ordentlicher, scheuer aber sexuell unerfahrener Jugendlicher. Hier muss geprüft werden, ob eine eventuelle Minderbegabung vorliegt. Oft verliert sich das Exhibitionieren wieder.

In der dritten Gruppe handelt es sich um instabile, oft wenig integrierte Männer, die zudem in einem ungünstigen Milieu leben. Häufig liegt eine Alkoholabhängigkeit vor, manchmal hirnorganische Veränderungen. Das Exhibitionieren kann suchtähnlichen Charakter annehmen. Hierbei ist die Prognose jedoch schlecht. Ihre Entwicklung geht häufig in Richtung einer Perversion. Dies hängt davon ab, wie stark die Persönlichkeitsstörung ist.

Im Allgemeinen nähern Exhibitionisten sich nicht den Personen, denen sie ihr Geschlechtsteil zeigen. Nur bei etwa 5-10% dieser Gruppe, verändert sich das Verhalten im Laufe der Zeit zu Übergriffen..

22.4. Voyeurismus

Wiederkehrender, starker sexueller Impuls und sexuell erregende Phantasie. Dieser liegt besonders im Beobachten argloser Personen die nackt sind, sich gerade entkleiden oder sexuelle Handlungen ausführen.

Der Voyeurismus hat eine Seelenverwandtschaft zum Exhibitionismus. Hauptthema ist hier die Heimlichkeit und die zunehmend aggressive Phantasie. Oft steht der Voyeurismus am Anfang einer späteren, sexuellen Perversion. Er kann sich somit zu aggressiven Delikten ausweiten.

22.5. Pädophilie

Sexuelle Handlungen an, mit, oder vor Kindern. Die Hauptgruppen von Tätern sind:

- kontaktarme, retardierte Jugendliche
  (der Weg des geringsten Widerstandes wird gesucht, meistens handelt es sich um Ersatzhandlungen, selten sind die Taten aggressiv)
- sozial randständige Jugendliche
  (meistens geringe Intelligenz, hohe Aggressivität, oft spielt Alkohol eine Rolle, das pädophile Erleben fehlt, oft bisexuelle Taten, insgesamt schlechte Prognose)
- sogenannte Kernpädophile
  (Täter, die Sexualität hauptsächlich nur mit Kindern als befriedigend erleben. Oft Täter, die beruflich oder in der Freizeit mit Kindern zu tun haben (Lehrer, Erzieher, Gruppenleiter Pfadfinder etc.), also Personen, die eine Vertrauensstellung genießen)
- Alterspädophile
  (Form der Devianz, die früher häufiger vorkam, inzwischen aber selten geworden ist)
- dissoziale Täter
  (Täter sind auch wegen anderer Delikte deviant, haben reichlich sexuelle Vorerfahrungen. Sexuelle Deviation ist Teil einer generellen Dissozialität, stellt einen Ersatz für zurzeit nicht verfügbare, erwachsene Sexualität dar)
- innerfamiliäre Täter
- Konstellationstäter
  (gut integrierte in einen Familienverbund lebende Täter, oft besteht eine lange Missbrauchszeit)
- pädophil- motivierte Täter
- promiske Täter
  (geringschätziges Frauenbild, wahlloses Verhalten)

Es muss im Einzelfall geklärt werden, ob die sexuelle Handlung einen pädophilen Hintergrund hat, oder ob die Tat als Ersatzhandlung anzusehen ist.

Wesentlich bei der Beurteilung sind:

- das Alter des Kindes
  handelt es sich um ein vorpubertäres, oder pubertäres Kind? (je jünger das Kind, umso häufiger findet man ein aggressives Vorgehen beim Täter. Je älter das Kind ist, um so „normaler" ist der Täter)
- Geschlecht des Kindes
  (heterosexuelle Taten haben eine bessere Prognose.Der pädophile Täter fühlt sich in der Welt des Kindes frei, er kann sich meistens gut in dieses Gefüge einleben)

22.6. Dissoziale Täter

22.6.1. Sexuelle Gewaltdelikte

Jugendliche, sexuell unerfahrene Täter
Ca. 1/3 aller Sexualdelikte gehört in diese Gruppe, oft spielt dabei Impotenz eine Rolle. Gewalttätigkeit wird gesteigert, es findet ein Abreagieren innerer Wut statt. 5% dieser Tätergruppe, hat eine fixierte sadistische Motivation.

Symbolisch agierende Täter
Täter sind meistens in Partnerschaften eingebunden. Langfristige, projektive Verleugnung des eigenen Anteils, findet statt. Oft Feindseligkeiten gegenüber der Partnerin. Oft Aggressionsdelikte gegenüber fremden Frauen.

Dissoziale Täter/ Sexuell motivierte Tötungsdelikte
Dies ist zum Glück, eine recht seltene Gruppe, mit hoher Wiederholungsgefahr. Sadistische Gewaltphantasien werden in die Tat umgesetzt. Dissoziale Persönlichkeitsanteile, polymorph sexuelle VerhaltensweisenundSexualität, dient der Reduzierung der narzisstischen Anteile. Die langfristige Prognose ist äußerst ungünstig.

22.7. Exkurs: Homosexualität

Am Beispiel der Homosexualität kann man den gesellschaftlichen Wandel der Sexualmoral und deren Normen, sehr gut beobachten. Homosexualität gilt heute nicht mehr, als abweichendes Sexualverhalten. Im Allgemeinen haben die Sexualmedizin und die Psychiatrie mit dem Thema Homosexualität, nichts zu tun. Nur unter bestimmten vorliegenden Bedingungen, befasst sich die Psychiatrie mit den Problemen homosexueller Menschen, die sich vorliegend, in persönlichen oder sozialen Konfliktsituationen befinden.

Man geht von etwa 5% männlicher Homosexueller in der Gesamtbevölkerung aus. Homosexualität ist keineswegs einheitlich. Sie muss daher unter verschiedenen Aspekten betrachtet werden:

22.7.1. Entwicklungshomosexualität

Dies ist die meist verbreitete, aber auch die flüchtigste Form, homosexuellen Verhaltens und Empfindens. Sie ist verbreitet in den Entwicklungsjahren junger Männer, die sich später, im Erwachsenenalter, heterosexuell verhalten. Etwa 1/3 aller Männer, haben im Jugendalter homosexuelle Kontakte gehabt. Das sexuelle Bedürfnis ist natürlich in der Jugend bereits vorhanden. A llerdings werden aber die (noch sicheren) Kontakte zum gleichen Geschlecht, vorgezogen. Diese Phase wird als Teil der geschlechtlichen Entwicklung aufgefasst.

22.7.2. Hemmungshomosexualität

Dies sind nach „Bräutigam-Definition", seelisch abnorme, psychopathische oder neurotische Menschen, die sich vor dem weiblichen Geschlecht gehemmt oder unreif fühlen. Jene, die in ihrer psychosexuellen Entwicklung zu dem vertrauten (männlichen) Geschlecht, stehen bleiben. Psychotherapie kann hilfreich sein, falls der Betreffende dazu motiviert ist. In jedem Fall sollte eine Verbesserung der Kommunikations- und Kontaktmöglichkeiten anstehen.

22.7.3. Neigungshomosexualität

Diese wird auch – genuine- Homosexualität genannt. Damit bezeichnet man die Kerngruppe der Homosexuellen. Bräutigam vermerkt dazu: „Wenn bei einem seelisch und körperlich normal und erwachsenen Mann, eine andauernde entschiedene sexuelle Neigung, zum geschlechtsreifen Partner vorliegt...“. Es sind kaum neurotische, oder psychopathische Züge zu erkennen. Auch stehen wenig perverse Techniken im Verhaltensbild. Die äußere Erscheinung des Neigungshomosexuellen, ist selten feminin. Oft bestehen feste Bindungen und der Wunsch nach Partnerschaft und Ehe ist vorhanden.

22.7.4. Pseudohomosexualität

Damit sind Menschen gemeint, die homosexuelle Handlungen zulassen, ohne dabei selbst homosexuell zu sein. (Stricher, Prostitution, kriminelle Szene, Drogenszene etc.)

Die Pflege bei Patienten mit Sexualstörungen kann eine wichtige Rolle bei der Unterstützung und dem Wohlbefinden dieser Menschen spielen. Hier sind einige Punkte zu beachten:

1. Sensibilität und Verständnis: Pflegekräfte sollten sich bewusst sein, dass Sexualstörungen für Patienten peinlich oder belastend sein können. Es ist wichtig, sensibel und verständnisvoll zu sein, um ihnen ein sicheres und unterstützendes Umfeld zu bieten.

2. Vertraulichkeit wahren: Pflegekräfte müssen die Vertraulichkeit wahren und sicherstellen, dass Informationen über die Sexualstörungen der Patienten geschützt bleiben. Dies trägt dazu bei, das Vertrauen des Patienten zu stärken und eine offene Kommunikation zu ermöglichen.

3. Kommunikation: Eine offene Kommunikation ist entscheidend, um die Bedürfnisse und Anliegen der Patienten zu verstehen. Pflegekräfte sollten eine unterstützende und nicht-wertende Haltung

einnehmen und den Patienten ermutigen, über ihre sexuellen Probleme zu sprechen.

4. Information und Aufklärung: Pflegekräfte können den Patienten Informationen über Sexualstörungen geben, um ihr Verständnis zu verbessern. Dies kann ihnen helfen, ihre Situation besser zu bewältigen und sich gegebenenfalls für eine angemessene Behandlung zu entscheiden.

5. Zusammenarbeit im interdisziplinären Team: Die Pflege bei Sexualstörungen erfordert häufig eine interdisziplinäre Zusammenarbeit mit Ärzten, Psychologen, Sexualtherapeuten und anderen Fachkräften. Durch eine enge Zusammenarbeit kann eine umfassende Betreuung gewährleistet werden.

6. Unterstützung bei der Bewältigung: Pflegekräfte können den Patienten dabei helfen, Bewältigungsstrategien zu entwickeln, um mit ihren Sexualstörungen umzugehen. Dies kann die Bereitstellung von Ressourcen, Empfehlungen für Therapiemöglichkeiten oder die Vermittlung an spezialisierte Fachkräfte umfassen.

7. Selbstfürsorge: Pflegekräfte sollten auch auf ihre eigene Selbstfürsorge achten, da die Arbeit mit Patienten mit Sexualstörungen belastend sein kann. Es ist wichtig, Unterstützung und Supervision von Kollegen und Vorgesetzten zu suchen, um das eigene Wohlbefinden zu erhalten.

Es ist zu beachten, dass die Pflege bei Sexualstörungen von der Art der Störung abhängt. Einige sexuelle Probleme können körperliche Ursachen haben, während andere auf psychologische oder soziale Faktoren zurückzuführen sein können. Es ist wichtig, eine individuelle Herangehensweise zu wählen und die Bedürfnisse des einzelnen Patienten zu berücksichtigen.

Epilepsie

23. Definition

Epilepsien sind sogenannte Anfallskrankheiten. Diese gehen einher mit paroxysmalen (in Anfällen auftretenden) Spontanentladungen, zentraler Neurone. Sie äußern sich im Anfall und psychischen Störungen. Die Anfälle sind sehr verschiedenartig und entstehen durch pathologische Erregungsvorgänge im Gehirn, die meistens im EEG erkennbar sind.

24. Epidemiologie

Die Inzidenz (Anzahl der Neuerkrankungen in einem bestimmten Zeitraum) der Epilepsien, liegt im Durchschnitt bei 50 pro 100 000 Einwohner. Die Prävalenz (Häufigkeit der Krankheit zu einem bestimmten Zeitpunkt), liegt in Europa und Nordamerika bei 650 pro 100 000 Bewohner. Der höchste Anteil entfällt dabei auf Schulkinder. In den Ländern der dritten Welt und der farbigen Bevölkerung, ist die Epilepsie- Prävalenz um das Zweifache höher. Verantwortlich für diese Mängel liegen in der perinatalen Versorgung, Unterernährung und dem erhöhten Infektionsrisiko. Kinder epileptischer Eltern haben ebenfalls ein erhöhtes Epilepsierisiko von 10-15%.

Klassifikation

Nach der internationalen Klassifikation werden Epilepsien unterschieden in:

- idiopathische (genuine) Epilepsien
- symptomatische Epilepsien

Idiopathische Epilepsien sind solche, die nicht durch Krankheit, sondern genuin, (d.h. angeboren), bedingt sind. Diese haben keine bekannte oder vermutete Ätiotogie- außer einer möglichen familiären Disposition.

Symptomatische Epilepsien werden durch die Entladungen von vor allem embryofetalen Entwicklungsstörungen und Fehlbildungen, Narben, Blutungen, Tumoren, entzündlichen oder diffus atrophischen Veränderungen des Gehirns, entwickelt.

25. Symptomatologie

Nach der Internationalen Klassifikation werden Epilepsien, entsprechend der Anfallsarten, folgendermaßen unterschieden:

- generalisierte Anfälle
- fokale Anfälle

Generalisierte Anfälle meist mit altersgebundenem Beginn sind:

- absencent
- myoklonisch
- klonisch
- tonisch
- tonisch - klonisch
- atonisch

Sie treten isoliert oder kombiniert, meist bei gestörter Aufmerksamkeit auf. Bei einem generalisierten Anfall sind immer beide Gehirnhemisphären betroffen.

Die Mehrzahl der generalisierten Epilepsien manifestiert sich vor dem 20. Lebensjahr mit großen, generalisierten, so genannten tonisch - klonischen Anfällen.

Einfach fokale (partielle, lokal beginnende) Anfälle, weisen einseitige Symptome auf. (z.B. motorische, sensible, sensorische und vegetative.)

Die Aufmerksamkeit ist meist ungestört. Der Anfall beschränkt sich lediglich auf ein begrenztes Hirnareal und bleibt auch dort.

Komplexe fokale Anfälle beginnen wie einfache fokale Anfälle. Sie gehen allerdings mit einer Aufmerksamkeitsstörung und Automatismen einher.

Fokale Anfälle können im Verlauf ebenso sekundär generalisieren. Das bedeutet, dass sich aus einem einfach fokalen, oder komplex fokalen Anfall, in dessen Verlauf, ein generalisierter Anfall entwickeln kann. Der Anfall wandert über die gesamte Gehirnhälfte und breitet sich auch in der anderen Gehirnhälfte aus, so dass im Höhepunkt, das gesamte Gehirn krampft.

Epileptische Anfälle können durch zahlreiche Reize provoziert werden, z.B. durch visuelle, oder akustische Reize. Sie können pharmakottoxisch und durch Medikamenten-, Alkohol-, oder Schlafentzug ausgelöst werden.

26. Ätiopathogenese

In mehr als der Hälfte der Epilepsien ist die Ursache ungeklärt. Dabei ist in etwa 10% der Fälle, eine familiäre Disposition zu eruieren. Am häufigsten liegt diese bei Epilepsien mit generalisierten Anfällen vor.

Wenn ein epileptischer Anfall nur ein- oder zweimal z.B. bei einer fieberhaften Infektion auftritt, so spricht man von einem Gelegenheitsanfall. Solchhe treten bei zahlreichen Erkrankungen oder Funktionsstörungen auf. Ein generalisierter Gelegenheitsanfall im Erwachsenenalter zeigt sich häufig als Anzeichen einer alkoholtoxischen Enzephalopathie (Alkoholentzugs-Grandmal). Vor allem in Kombination mit fokalen Symptomen, sind epileptische Anfälle tumorverdächtig.

Es ist wichtig, die genaue Ursache, falls möglich, für einen Anfall zu eruieren, um alle möglichen Behandlungsmöglichkeiten auszuschöpfen.

27. Diagnostik

In jedem Fall ist eine elektroenzephalographische Diagnostik zur Beurteilung der spezifischen Anfallsbereitschaft angezeigt. Allerdings ist das EEG im Intervall oft unauffällig. Differentialdiagnostisch müssen also psychogene Anfälle abgegrenzt werden. Dies stellt sich oft als Problem dar.

28. Therapie

Wird eine medikamentöse Therapie gewählt, ist das Führen eines Anfallskalenders erleichterternd undkommt der Behandlung erheblich zu Gute. Interaktion der Antikonvulsiva mit anderen Medikamenten ist zu beachten. Zur Therapiekontrolle sollte der Serumspiegel regelmäßig bestimmt werden. Zur Stabilisierung des Wach-Schlaf-Rhythmus, empfiehlt sich eine abendliche Medikamenteneinnahme. Darüber hinaus ist die sozialmedizinische Behandlung epilepsiekranker Patienten wichtig. Ebenso kann eine Selbsthilfegruppe die Behandlungssituation wesentlich verbessern.

29. Psychische Störungen

Diese sind im Verlauf einer Epilepsie häufig und gestalten sich sehr unterschiedlich. Es gibt akute, sowie chronische Syndrome, Persönlichkeitsstörungen, Psychosen und Demenz. Oft stellen sich die psychischen Störungen, als die größeren Probleme dar.

Epileptische Wesensänderungen zeigen sich bei ca. 30-50% der Patienten, relativ unabhängig von der Anfallsfrequenz. Hauptsymptome sind dabei Verlangsamung, und Haftung. Das Denken wird zähflüssig, das Verhalten umständlich und weitschweifig. Betroffene Patienten wiederholen sich häufig. Oft liegen starke emotionale Regungen, Wutausbrüche und/oder Aggressionshandlungen vor. Manchmal kommt es dabei auch zu Gewaltverbrechen. Eine durchaus aufdringliche Hilfsbereitschaft fällt auf, das Zusammenleben ist oft erschwert. Selbstgefälligkeit und Selbstgerechtigkeit sind verstärkt vorhanden.

Mit dem Älterwerden des Betroffenen, nehmen Verlangsamung, Reizbarkeit und Aggressivität zu. Oft liegt eine zunehmende Demenz vor, die Mortalität ist höher als in der Allgemeinbevölkerung.

Episodische Verstimmungszustände sind, unter den zahlreichen und vielgestaltigen Verstimmungszuständen von Epilepsiekranken, recht häufig. Sie dauern einige Stunden bis Tage an und werden letztlich, durch einen Anfall beendet. Die Verstimmung kann euphorisch sein, meist aber ist sie missmutig - dysphorisch.

Dämmerzustände treten nach den Anfällen auf. Dabei gehen sie oft mit Stupor einher. Auch wird manchmal motorische, sexuelle oder religiöses Erleben, oder auch paranoid-halluzinatorischer Symptomatik, verzeichnet.

Ist eine Straftat in einem Dämmerzustand, einer epileptischen Psychose, in einem eindeutigen und schweren Verstimmungszustand oder bei hochgradiger Demenz begegangen worden, so ist dem Epileptiker der Schutz der §§20 oder $$21 StGB, in Form von verminderter oder fehlender Schuldfähigkeit, zuzubilligen.

30. Verlauf

Die Prognose hängt immer von Art und Ursache der Epilepsien und der einzelnen Aniallssyndrome ab. Suizide und Suizidversuche sind bei Epilepsiekranken viermal häufiger, als in der Gesamtbevölkerung.

Die Pflege bei Epilepsie-Patienten erfordert besondere Aufmerksamkeit und Sorgfalt, um ihre Sicherheit und Wohlbefinden zu gewährleisten. Hier sind einige wichtige Aspekte der Pflege bei Epilepsie-Patienten:

Überwachung: Es ist wichtig, Epilepsie-Patienten kontinuierlich zu überwachen, insbesondere während eines Anfalls. Notieren Sie die Dauer und die Art des Anfalls, um dies dem behandelnden Arzt zu berichten.

1. Sicherheit: Schaffen Sie eine sichere Umgebung, um Verletzungen während eines Anfalls zu vermeiden. Entfernen Sie scharfe oder gefährliche Gegenstände aus der Nähe des Patienten und polstern Sie den Bereich, um Stürze zu minimieren.

2. Medikamente verwalten: Helfen Sie dem Patienten bei der korrekten Einnahme der verschriebenen Medikamente gemäß den Anweisungen des Arztes. Achten Sie darauf, dass die Medikamente regelmäßig eingenommen werden und halten Sie Rücksprache mit dem Arzt, falls Nebenwirkungen auftreten.

3. Information und Schulung: Stellen Sie sicher, dass Sie als Pflegekraft über Epilepsie gut informiert sind. Dies hilft Ihnen, die Bedürfnisse des Patienten besser zu verstehen und angemessen zu reagieren. Informieren Sie auch andere Betreuungspersonen über die Krankheit, um eine umfassende Unterstützung zu gewährleisten.

4. Stressreduktion: Epilepsie kann durch Stress ausgelöst oder verschlimmert werden. Versuchen Sie, eine stressfreie Umgebung für den Patienten zu schaffen und helfen Sie ihm, Stress zu bewältigen, indem Sie Entspannungstechniken, wie beispielsweise Atemübungen oder Meditation, fördern.

5. Ernährung und Schlaf: Eine gesunde Ernährung und ausreichender Schlaf sind für Epilepsie-Patienten wichtig. Unterstützen Sie den Patienten bei der Aufrechterhaltung eines regelmäßigen Schlafmusters und einer ausgewogenen Ernährung.

6. Erste Hilfe: Kenntnisse in Erster Hilfe bei Anfällen sind entscheidend. Erfahren Sie, wie Sie während eines Anfalls richtig reagieren, indem Sie den Kopf des Patienten schützen, ihn auf die Seite drehen und Gegenstände aus dem Mund entfernen.

7. Kommunikation: Sprechen Sie offen mit dem Patienten über seine Bedürfnisse und Ängste im Zusammenhang mit Epilepsie. Bieten Sie Unterstützung und ermutigen Sie ihn, sich aktiv an seiner eigenen Pflege zu beteiligen.

Es ist wichtig zu beachten, dass die Pflege bei Epilepsie-Patienten individuell angepasst werden sollte. Jeder Patient hat unterschiedliche Bedürfnisse und Anforderungen, daher ist es wichtig, eng mit dem behandelnden Arzt zusammenzuarbeiten, um die bestmögliche Pflege zu gewährleisten.

Persönlichkeitsstörung

31. Allgemein

Unter Persönlichkeitsstörungen werden tief verwurzelte, anhaltende und weitgehend stabile Verhaltensmuster verstanden. Diese zeigen sich hier, in starren Reaktionen auf unterschiedliche, persönliche und soziale Lebenslagen. Gegenüber der Mehrheit der jeweiligen Bevölkerungsgruppe, zeigen sich deutlich Abweichungen im Wahrnehmen, Denken, Fühlen und in Beziehungen zu anderen Menschen. In vielen Fällen gehen diese Störungen mit persönlichem Leiden und gestörter sozialer Funktionsfähigkeit einher. Die einzelnen Formen der Persönlichkeitsstörungen, werden nach den vorherrschenden Verhaltensmustern klassifiziert.

Als wichtigste Formen der Persönlichkeitsstörungen werden unterschieden:

- paranoide
- schizoide
- schizotype
- dissoziale (antisoziale)
- emotional instabile (Borderline - Persönlichkeitsstörung)
- histrionische
- anankastische (zwanghafte)
- ängstliche
- abhängige
- narzisstische Persönlichkeitsstörung

Persönlichkeitsstörungen unterscheiden sich von anderen psychiatrischen Störungen, in vielfältiger Weise:

Persönlichkeitsstörungen stellen in der Regel keine psychiatrischen Diagnosen im üblichen Sinne dar (wie es etwa bei einer Psychose der Fall ist). Die Abgrenzung zu noch ungestörtem und toleriertem Verhalten, fällt oft schwer.

Jede individuelle Persönlichkeit zeichnet sich durch das Bestehen jeweils unterschiedlicher Persönlichkeitszüge aus. Störungen der Persönlichkeit beschreiben Extremvarianten einer bestimmten seelischen Wesensart, sind also somit extreme Ausprägungen, von bestimmten Persönlichkeitszügen.

Ein wesentliches Kriterium für die Diagnose einer Persönlichkeitsstörung ist demnach zunächst, die Ausprägung und die Dominanz eines bestimmten Persönlichkeitsmerkmals, welches auch, mehr oder weniger, allgemein menschlich ist. Die zweite wesentliche Bedingung für die Annahme einer Persönlichkeitsstörung besteht darin, dass durch diese auffälligen Persönlichkeitszüge das subjektive Befinden, die folgende soziale Anpassung, oder die berufliche Leistungsfähigkeit, relevant eingeschränkt sind.

Darüber hinaus wird vorausgesetzt, dass diese Verhaltensmuster meistens stabil, und sich auf vielfältige Bereiche von Verhalten und psychischen Funktionen beziehen lassen.

32. Historisches

Im antiken Griechenland wurden zwar keine Persönlichkeitsstörungen beschrieben, jedoch wurden die vier Temperamente unterschieden. Nach der 4- Säfte- Lehre des Hippokrates, gab es die

- Sanguiniker
  (leichtblütige, wechselhafte Stimmungen)
- Melancholiker
  (schwerblütig, schwermütig)
- Choleriker
  (heftig, leicht erregbar)
- Phlegmatiker
  (kaltblütig, schwer erregbar)

Nachdem sich viele Wissenschaftler mit der Persönlichkeit befassten, kommt die Beschreibung von Kurt Schneider den heutigen Ansichten schon sehr nahe. Er beschreibt die Abnormität der Persönlichkeit, die nicht auf einem Krankheitsvorgang, sondern auf „Abweichungen von einer uns vorschwebenden Durchschnittsbreite von Persönlichkeiten" beruht.

Dementsprechend wurden von ihm abnorme Persönlichkeiten, als Extrem-Varianten, einer bestimmten Wesensart aufgefasst.

Der Begriff der „Psychopathie" wurde in den letzten Jahren zunehmend vermieden, da er neben einer Beschreibung auch eine (gesellschaftliche) Wertung implizierte. Ähnlich belastet ist der Begriff „Soziopathie." Darunter wurde ein abnormes, meist schädigendes Verhalten, gegenüber der Umwelt verstanden.

33. Ätiopathogenese

Es existiert keine einheitliche Theorie zur Entstehung der Persönlichkeitsstörungen, man ist sich aber darüber einig, dass verschiedene Störungen der Entwicklung, in unterschiedlichen Lebensphasen, zu diesen Persönlichkeitsstörungen führen können.

Aus psychodynamischer Sicht können Persönlichkeitsstörungen hauptsächlich, durch Störungen in den einzelnen (früh)- kindlichen Entwicklungsphasen entstehen. Eine Störung in der oralen Phase z.B., führt demnach zu forderndem, gleichwohl abhängigem Verhalten. Ein Bestehenbleiben von Zügen der analen Phase, führt zu zwanghaftem und rigidem Verhalten, inclusive emotionaler Distanz. Probleme in der phallischen Phase lassen oberflächliche Emotionen und Unfähigkeit, zu intimen Beziehungen entstehen.

In der Lerntheorie stellen Verhaltensstörungen gelerntes Verhalten dar.

34. Symptomatologie und klinische Subtypen

Persönlichkeitsstörungen haben, je nach Unterform, eine sehr unterschiedliche Symptomatik. Allen Persönlichkeitsstörungen gemeinsam ist aber, dass die bestehenden Persönlichkeitszüge unflexibel, und wenig angepasst sind.

Das auffällige Verhalten zeigt sich in unterschiedlichen psychischen Bereichen:

- Affektivität
- Antrieb
- Impulskontrolle
- Wahrnehmung
- Denken
- Beziehungen zu Anderen
- Paranoide Persönlichkeitsstörung

Die Patienten zeigen in verschiedensten Situationen, gleichsam durchgängig, wie ungerechtfertigt die Neigung, die Handlungen anderer, als absichtlich erniedrigend, oder bedrohlich zu interpretieren.

Diese Persönlichkeitsstörungen dürfen -nicht- mit Wahnerkrankungen verwechselt werden.

34.1. Schizoide Persönlichkeitsstörung

Bei diesen Persönlichkeitsstörungen besteht ein in den verschiedensten Situationen auftretendes durchgängiges Verhaltensmuster, das durch Gleichgültigkeit gegenüber sozialen Beziehungen und eingeschränkte emotionale Erlebens- und Ausdrucksfähigkeit gekennzeichnet ist.

34.2. Schizotype Persönlichkeitsstörung

Hauptmerkmal hier, ist ein in den verschiedensten Situationen durchgängiges Muster, das durch Eigentümlichkeiten in der Vorstellungswelt, gekennzeichnet ist. Auch die äußere Erscheinung, das Verhalten, sowie die durch einen Mangel an zwischenmenschlichen Beziehungen merkwürdig anmutende Selbstdarstellung, ist bildgebend. (Kalter und unnahbarer Affekt, seltsames und exzentrisches Verhalten, fehlende soziale Bezüge und sozialer Rückzug)

34.3. Dissoziale (antisoziale) Persönlichkeit

Hauptmerkmal ist ein Muster von verantwortungslosem und antisozialem Verhalten. Beginnend in der Kindheit, oder der frühen Adoleszenz, setzt sich diese Störung bis ins Erwachsenenalter, dauernd fort.

Außerdem fehlt die Anpassung an soziale Normen. Die Störungen des Sozialverhaltens, treten in der Regel vor dem 15. Lebensjahr auf.

34.4. Emotional impulsive Persönlichkeitsstörung

Hierbei handelt es sich um die sogenannte Borderline – Persönlichkeit. Diese Menschen haben die deutlich mehrheitliche Tendenz, Impulse auszuagieren. Dabei handeln sie, ohne Rücksicht auf Konsequenzen, sowie wechselnde launenhafte Stimmung. Besonders besteht hier eine Neigung zu Instabilität im impulsiven, affektiven und zwischenmenschlichen Bereich. Das Eigenbild ist instabil. Häufig findet sich selbstschädigendes Verhalten in jeglicher Beziehung. Suizidandrohungen und Suizidversuche sind nicht selten.

Das Hauptmerkmal ist ein tiefgreifendes Muster von Instabilität in zwischenmenschlichen Beziehungen, im Selbstbild, in den Affekten, verbunden mit deutlicher Impulsivität. Die Störung beginnt im frühen Erwachsenenalter, und zeigt sich in verschiedenen Situationen.

Menschen mit einer Borderline - Persönlichkeitsstörung bemühen sich verzweifelt, tatsächliches, oder eventuell zu erwartendes „Verlassenwerden", zu vermeiden. Die Annahme drohender Trennung, oder auch nur Zurückweisung, kann zur grundlegenden Veränderung des Selbstbildes, der Affekte, des Denkens und des Verhaltens führen.

Gegenüber Einflüssen aus der Umgebung reagieren die Betroffenen sehr empfindlich. Sie erleben Eigenwahrnehmung bereits als intensive Ängste vor dem Verlassenwerden. Unangemessene Wut schon dann, wenn sie mit einer zeitlich begrenzten Trennung oder mit unvermeidbaren Änderungen von Plänen konfrontiert werden. (z.B. wenn eine wichtige Bezugsperson sich nur wenige Minuten verspätet oder ein Treffen absagen muss).

Sie neigen dazu, dieses „Verlassenwerden" als Zeichen zu interpretieren, selbst der Grund zu sein, „verlassen" zu werden. „Ich bin „böse"."

Personen mit einer Borderline - Persönlichkeitsstörung neigen dazu, mögliche Bezugspersonen oder Liebhaber, absolut zu idealisieren. Sie fordern viel gemeinsame Zeit ein, und teilen sich bereits am Anfang jeder Beziehung, in intimen Einzelheiten mit. Sie können jederzeit von einer Idealisierung, in eine Entwertung anderer Menschen umschlagen. Dabei meinen und glauben sie, der andere kümmere sich nicht genügend um sie.

Häufig findet sich bei diesem Patienten eine Identitätsstörung. Diese ist gekennzeichnet, durch ein instabiles Selbstbild, oder instabile Selbstwahrnehmung. Es können sich spontane Wechsel in Zielsetzungen, Wertvorstellungen, Berufswünschen und Meinungen zeigen.

Die Betroffenen zeigen Impulsivität während selbstschädigender Akte (z.B. Glücksspiel, unverantwortliche Geldausgabe, Fressanfälle, Substanzmissbrauch, risikoreiches Geschlechtsverhalten, oder rücksichtsloses Fahren). Sie neigen wiederholt zu suizidalen Handlungen, Selbstmordandrohungen oder Selbstverletzungen.

Menschen mit Borderline - Störung haben Probleme ihre Wut zu kontrollieren. Dabei können sie anhaltende Wut ,und verbale Ausbrüche an den Tag legen. Den Äußerungen von Wut folgen häufig Schuld- und Schamgefühle, die wiederum zu dem Gefühl beitragen, schlecht zu sein. „Ich bin „schlecht"."

Borderliner sind prädestiniert, sich genau zu dem Zeitpunkt selbst zu untergraben, wenn ein gewünschtes Ziel fast erreicht ist: Z.B.Schulabbruch kurz vor dem Abschluss, Abbruch einer Beziehung wenn sich herausstellt, dass sie von Dauer sein könnte, etc.

In Zeiten starker Belastung, entwickeln manche psychose-ähnliche Symptome (Halluzinationen, Verzerrung des Körperbildes, Beziehungsideen).

Die Prävalenz liegt schätzungsweise bei 2%. Bei ambulanten psychiatrischen Patienten auf 10%, bei stationären psychiatrischen Patienten auf etwa 20%. In klinischen Populationen mit Persönlichkeitsstörungen, liegt diese etwa im Bereich von 30-60%.

Der Verlauf der Borderline-Erkrankung ist unterschiedlich. Mit fortschreitendem Alter jedoch, nimmt die Suizidgefahr und die störungsbedingte Beeinträchtigung ab. Ab dem 30. bis 40. Lebensjahr erreichen die meisten Erkrankten eine größere Stabilität in beruflicher, und privater Hinsicht.

34.5. Histrionische Persönlichkeitsstörung

Die histrionische (hysterische) Persönlichkeitsstörung ist durch ein ewiges Muster von übermäßiger Emotionalität, durch übermäßiges Verlangen im Mittelpunkt zu stehen (theatralisches Verhalten), gekennzeichnet.

34.6. Anankastische (zwanghafte) Persönlichkeitsstörung

Das Hauptmerkmal dieser Störung ist ein durchgängiges Muster von Perfektionismus und Starrheit. Dies gilt sowohl für das Denken, als auch das Handeln.

34.7. Ängstliche (vermeidende) Persönlichkeitsstörung

Hier ist das Hauptmerkmal ein ständiges Muster von Anspannung und Besorgtheit, Angst vor negativer Beurteilung, und Schüchternheit.

34.8. Abhängige (dependente) Persönlichkeitsstörung

Hauptmerkmal der dependenten Störung ist eine Selbstwahrnehmung, als hilflos und inkompetent. Die Verantwortung für wichtige Bereiche des eigenen Lebens, wird an andere übertragen. Betroffene Personen sind kaum in der Lage, Entscheidungen zu treffen. Dabei entwickeln sie oft ausgeprägte Ängste vor dem Alleinsein, und dem Verlassenwerden.

34.9. Narzisstische Persönlichkeitsstörung

Das Hauptmerkmal dieser Persönlichkeitsstörung ist ein tiefgreifendes Muster von Großartigkeit. Das Bedürfnis nach Bewunderung und ein Mangel an Einfühlungsvermögen, kennzeichnen diesen Erkrankungszug. Der Beginn liegt im frühen Erwachsenenalter, die Störung zeigt sich in verschiedenen Situationen.

Personen mit dieser Störung nehmen sich in übertriebenem Maße selbst wichtig. Sie überschätzen ihre Fähigkeiten und übertreiben dabei bewusst ihre Leistungen. Sie erscheinen großspurig und prahlerisch. Sehr oft ist damit gleichzeitig eine Unterschätzung und Abwertung der Leistungen anderer, verbunden.

Sie sind eingenommen von Phantasien grenzenlosen Erfolges, eigener Macht, Glanz, Schönheit und idealer Liebe. Darüber hinaus haben sie einen Mangel an Empathie und Schwierigkeiten, die Gefühle und Wünsche anderer, überhaupt erst zu erkennen. Sie nehmen an, dass andere sich vollkommen um ihr Wohl sorgen. Sie sind oft neidisch auf andere, und gönnen weder Erfolge noch Besitz , da sie der Meinung sind, dies gebühre alleine ihnen.

50-75% der Menschen mit der Diagnose narzisstische Persönlichkeitsstörung sind männlich.

35. Diagnose

Persönlichkeitsstörungen können nur dann als Solche diagnostiziert werden, wenn die Symptome nicht direkt auf eine Hirnschädigung, oder auf eine andere psychiatrische Störung, zurückzuführen sind. Das abnorme Verhaltensmuster muss andauernd sein, tiefgreifend und in vielen persönlichen und sozialen Situationen, eindeutig unpassend. In der Regel bestehen deutliche Einschränkungen der beruflichen und sozialen Leistungsfähigkeit.

36. Therapie

Sie gestaltet sich in der Regel sehr schwierig und langwierig. Im Vordergrund stehen dabei psychotherapeutische und soziotherapeutische Verfahren. Vor allem jedoch, haben verhaltenstherapeutisch orientierte Programme, Erfolge gezeigt.

Ziel der Therapie bei Persönlichkeitsstörungen ist meist nicht eine Heilung, sondern eine längerfristige und tragfähige Kompensation, der Auffälligkeiten und Einschränkungen.

Die Pflege von Patienten mit einer Persönlichkeitsstörung kann eine Herausforderung darstellen, erfordert jedoch auch eine einfühlsame und individuelle Herangehensweise. Hier sind einige Punkte, die bei der Pflege von Patienten mit einer Persönlichkeitsstörung berücksichtigt werden sollten:

1. Verständnis der Persönlichkeitsstörung: Es ist wichtig, dass das Pflegepersonal über das Verständnis der spezifischen Persönlichkeitsstörung informiert ist, mit der der Patient diagnostiziert wurde. Jede Störung kann unterschiedliche Merkmale und Verhaltensmuster aufweisen, und das Wissen darüber kann bei der Interaktion mit dem Patienten helfen.

2. Klare Kommunikation: Eine klare und eindeutige Kommunikation ist entscheidend. Verwenden Sie einfache Sprache, um Informationen zu vermitteln, und stellen Sie sicher, dass der Patient verstanden hat, was gesagt wurde. Missverständnisse können vermieden werden, indem Sie sich auf Fakten und konkrete Informationen konzentrieren.

3. Grenzen setzen: Personen mit Persönlichkeitsstörungen können Schwierigkeiten haben, Grenzen zu erkennen und einzuhalten. Das Festlegen klarer Grenzen und das Aufrechterhalten konsistenter Regeln und Strukturen können helfen, dem Patienten Sicherheit und Orientierung zu geben.

4. Empathie und Unterstützung: Personen mit Persönlichkeitsstörungen können mit intensiven Emotionen und zwischenmenschlichen Beziehungen kämpfen. Zeigen Sie Mitgefühl und unterstützen Sie den Patienten dabei, seine Gefühle auszudrücken und damit umzugehen. Bieten Sie ihm eine sichere Umgebung, in der er sich verstanden und akzeptiert fühlen kann.

5. Individuelle Betreuung: Jeder Patient ist einzigartig, und die Pflege sollte auf die individuellen Bedürfnisse und Fähigkeiten des Einzelnen zugeschnitten sein. Nehmen Sie sich Zeit, um den Patienten kennenzulernen, und entwickeln Sie einen individuellen Pflegeplan, der auf seine spezifischen Herausforderungen und Ziele abgestimmt ist.

6. Unterstützung des Behandlungsteams: Pflegekräfte spielen eine wichtige Rolle im multidisziplinären Behandlungsteam von Patienten mit Persönlichkeitsstörungen. Kommunizieren Sie regelmäßig mit anderen Fachleuten, um den Fortschritt des Patienten zu überwachen und sicherzustellen, dass die Pflegepläne und -interventionen aufeinander abgestimmt sind.

Es ist wichtig anzumerken, dass die Pflege von Patienten mit Persönlichkeitsstörungen komplex sein kann, und das Pflegepersonal sollte über angemessene Schulung und Ressourcen verfügen, um diese Herausforderung zu bewältigen. Zusammenarbeit und kontinuierliche Weiterbildung sind entscheidend, um die bestmögliche Betreuung für diese Patientengruppe zu gewährleisten.

Angst- und Panikstörung

37. Definition

Unter dem Begriff Angst- und Panikstörungen werden mehrere Erkrankungsformen zusammengefasst. Diese sind, durch unterschiedliche Erscheinungsweisen der Angst, geprägt.

Die wesentlichen Formen sind:

- frei flottierende Angst
- phobische Angst
- Panik

Die Symptomatik umfasst in der Regel sowohl seelische, als auch körperliche Beschwerden. Angststörungen haben auch gravierende Folgen im sozialen Bereich und führen auch daher oft, zu ausgeprägter Behinderung.

Angst ist ein Phänomen, das jeder Mensch in unterschiedlichen Situationen und in unterschiedlicher Ausprägung, wiederholt schon erlebt hat. Trotzdem ist Angst eine Erlebnisform, die nur sehr schwer allgemeingültig, zu definieren ist. Ganz grundsätzlich kann Angst, als ein unangenehmes Gefühl von Bedrohung beschrieben werden. Angst kann aber nicht durchweg als negatives Phänomen angesehen werden. Als normale Angst hat sie Alarmfunktion für den Organismus. Das Auftreten von Angst, sollte im Grunde Aktivitäten zur Beseitigung der bestehenden, oder drohenden Gefahren, auslösen. Wenn die Gefahr beseitigt ist, sollte die Angst verschwinden. In diesem Sinne kann Angst die körperlichen und seelischen Abwehrfunktionen durchaus stärken. Ein Übermaß an Angst jedoch,, bewirkt das Gegenteil: Sie lahmt die körperlichen, sowie geistigen Funktionen. Eine solche, als pathologisch einzustufende Angst liegt auch vor, wenn Angstsymptome, scheinbar grundlos auftreten. Angst kann dann folgend, zu einem psychopathologischen Symptom mit Krankheitswert werden. Auf der anderen Seite kann das völlige Fehlen von Angst, auch von psychopathologischer Bedeutung sein. (z.B. im Rahmen von Persönlichkeitsstörungen)

Angst kann nach verschiedenen Kriterien, differenziert gesehen werden, so z.B. danach, ob sie in bestimmten Situationen bzw. gegenüber bestimmten Objekten auftritt, oder ob sie auch, ohne äußeren Anlass, vorhanden ist.

Ein anderes Einteilungsmerkmal ist die Verlaufsform (Attackenweise oder kontinuierlich). Die klinisch wesentlichen Formen von Angst sind frei flottierende Angst, Phobie und Panik.

38. Historisches

Der Begriff Angst leitet sich von dem lateinischen Ausdruck für „Enge" (angor, angustus) ab. Angst als Symptom, wurde erst Mitte des letzten Jahrhunderts systematisch untersucht. Carl Westphal beschrieb 1871 erstmals ausführlich die Angoraphobie. H. Beard beschrieb eine Vielzahl von Beschwerden als „Neurasthenie". Diese ordnen wir heute den Angststörungen zu. Sigmund Freud schlug den Begriff „Angstneurose" vor. Der deutsche Philosoph und Psychopathologe Karl Jaspers ,unterschied zwischen Angst und Furcht. Erst mit der Entwicklung der moderner Antidepressiva und Anxiolytika, wurde das Interesse für eine genauere Beschreibung der Angststörungen geweckt.

39. Epidemiologie

Angst stellt eines der häufigsten psychopathologischen Symptome dar. Aufgrund unterschiedlicher Kriterien ist es jedoch schwierig, genaue Werte über Häufigkeit des Auftretens von behandlungsbedürftiger Angst, anzugeben. Es hat sich gezeigt, dass unter den Patienten von Allgemeinärzten, mehr als die Hälfte Angst als subjektive Beschwerden angaben. Davon waren 20% in behandlungsbedürftigem Ausmaß. In Studien an der Allgemeinbevölkerung fand sich in etwa 10% Angst, als ein behandlungsbedürftiges Symptom. Außerdem hat sich bei epidemiologischen

Studien gezeigt, dass die meisten Angstsyndrome bei Frauen wesentlich häufiger auftreten, als bei Männern. Nach dem 45. Lebensjahr nimmt die Inzidenz von Angststörungen, gravierend ab.

40. Ätiopathogenese

Theorien über die Entstehung der Angst, sind recht unterschiedlich.

Psychodynamische Theorien: Der Affekt Angst nimmt in der psychoanalytischen Neurosenlehre eine zentrale Stellung ein. Grundlage dieser Neurosentheorie ist die Vorstellung, dass faktisch alle Symptombildungen den einen Zweck haben, konfliktbehaftete Strebungen und Einstellungen im Individuum, durch einen Kompromiss miteinander zu versöhnen. Dadurch soll das psychische Gleichgewicht zu halten bleiben. Misslingt eine solche, neurotische Konfliktlösung, erlebt der Betroffene manifeste Angst. Weiterhin wird unterstellt, dass Patienten mit Angststörungen in ihrer Entwicklung, keine ausreichenden „Ich- Fähigkeiten" ausbilden konnten, um widerum mit angemessener Signalangst umgehen zu können. In Konfliktsituationen wird der real bestehende Konflikt, als überfordernd beurteilt. Eventuell werden dabei infantile Ängste reaktiviert. Es können ergo akute Ängste ausgelöst werden, wenn die das „Ich" stützenden Mechanismen, in Frage gestellt werden. Als Beispiel: bei drohendem Verlust und/oder bei Trennung von einer nahestehenden Bezugsperson (Trennungsangst). Auch drohender Verlust von sozialer Anerkennung, ist zu nennen. Bei Phobien besteht der wesentliche psychische Vorgang in einer Verschiebung, bzw. Projektion. Dabei wird eine infrapsychische Gefahrenquelle, nach außen hin verlagert. Gefürchtet wird dann nicht mehr das reale angstauslösende Objekt, sondern die eigenen, unbewussten Phantasien, die sich mit dem Objekt assoziativ verbinden.

Lerntheoretische Aspekte: Sowohl im Sinne des Klassischen Konditionierens (durch Auslösen bedingter Reflexe), als auch im Rahmen von Verstärkersystemen (durch operantes Konditionieren), gelten Angststörungen, als immer erlernt. Die im Rahmen von Angst wahrgenommenen körperlichen Symptome, werden vom Betroffenen als drohende Gefahr gedeutet. Diese subjektiv empfundene Gefahr verstärkt das Angstgefühl, das im Sinne einer Stressreaktion wiederum, zu einer Verstärkung der körperlichen Symptome führt.

41. Symptomatologie und klinische Subtypen

41.1. Definition

Angst ist ein mehr, oder weniger, als unangenehm empfundenes Gefühl des Bedrohtseins und allen Menschen bekannt. Es stellt als normale Angst ein Alarmsignal für den Körper dar. Somit ist die Aufmerksamkeit erhöht und der Körper auf eventuell schnelles Handeln, vorbereitet. Angst äußert sich in Form von seelischem Erleben, körperlichen Symptomen und Veränderungen des Verhaltens.

Oft steht nicht das subjektive Erleben von Angst im Vordergrund der Symptomatik, sondern körperliche Beschwerden (Schwindel, Tachykardie, abdominelle Beschwerden, verminderte Belastbarkeit). Auch hinter diesen Beschwerden, kann also eine Angstsymptomatik stehen.

Merke: Sowohl die normale, als auch die pathologische Angst, sind immer ein körperliches, sowie ein seelisches Phänomen. Beide Bestandteile sind in einem Individuum immer, untrennbar miteinander verbunden.

Die klassische Einteilung umfasst zunächst die Panikstörung, die generalisierte Angststörung, sowie die Phobien. Phobien differenzieren sich wiederum, in die Agoraphobie, in soziale und isolierte Phobie.

41.2. Angoraphobie

Definition: Das klinische Bild ist geprägt durch Ängste, sich an Orten oder Institutionen zu befinden, in denen beim plötzlichen Auftreten von hilflos machenden Symptomen, eine Flucht nur schwer möglich, oder keine Hilfe verfügbar sein könnte.

Typische Situationen sind:

- sich in Menschenmengen zu befinden
- sich auf öffentlichen Plätzen aufzuhalten
- auf Reisen alleine bzw. weit von zu Hause entfernt zu sein

Die Lebenszeitprävalenz beträgt 5-6%. Die Störung beginnt in der Regel im dritten Lebensjahrzehnt, und ist bei Frauen häufiger als bei Männern.

41.3. Soziale Phobie

Definition: Die soziale Phobie ist eine anhaltende Angst vor Situationen, in denen die betroffene Person im Mittelpunkt der Aufmerksamkeit anderer steht. Die Angst wird als übertrieben, oder unvernünftig empfunden und führt in der Regel, zu ausgeprägtem Vermeidungsverhalten.

41.4. Einfache (spezifische) Phobie

Definition: Hauptmerkmal dieser einfachen (spezifischen) Phobie, ist eine anhaltende Angst vor einem umschriebenen Objekt, oder einer umschriebenen Situation. Diese Störung wird nur dann diagnostiziert, wenn die Angst erhebliches Leiden verursacht.

Am häufigsten tritt die Angst vor Tieren, vor allem vor Hunden, Schlangen, Insekten oder Mäusen auf (Zoopathie). Andere phobische Situationen sind z.B. der Anblick von Blut, der Aufenthalt in geschlossenen Räumen (Klaustrophie), ein Aufenthalt in der Höhe (Akrophobie) sowie das Fliegen in Luftfahrzeugen.

41.5. Panikstörung

Definition: Ohne sichtbaren Anlass entstehende Angst. Panik tritt meist in Attacken auf und ist mit ausgeprägten körperlichen Symptomen verbunden. (Panikattacke)

Störungen mit wiederholten, abgrenzbaren Panikattacken, die unerwartet und nicht situationsgebunden sind, entwickeln schnell auch eine Erwartungsangst. Die Störung ist regelmäßig mit intensiven vegetativen

Symptomen verbunden. Die Panikstörung kombiniert sich häufig mit Angoraphobie.

Bei Panikattacken handelt es sich um nicht nur, durch bestimmte Situationen ausgelöste, intensive Ängste und Unbehagen. Dabei setzen die Beschwerden ganz plötzlich ein und steigern sich innerhalb weniger Minuten zu einem Höhepunkt. Psychische und körperliche Symptome sind dabei miteinander verbunden. In fast allen Fällen kommt es zum Auftreten einer Tachykardie, Hitzewallungen, eventuell auch Beklemmungsgefühlen und Zittern. Schwitzen, Atemnot, abdominelle Beschwerden und Ohnmachtgefühle, sind sehr häufig. Es besteht eine Angst zu sterben (Herzphobie) oder Angst vor Kontrollverlust.

41.6. Generalisierte Angststörung

Definition: Generalisierte und langanhaltende Angst, die nicht nur auf bestimmte Situationen oder Objekte begrenzt ist. Es bestehen immer unrealistische Befürchtungen, motorische Spannung und vegetative Überregbarkeit.

Hauptmerkmal ist die unrealistische oder übertriebene Angst und Besorgnis, bezüglich allgemeiner, oder besonderer Lebensumstände.

Differentialdiagnostisch ist jede Angststörung von den Angststörungen abzugrenzen, die im Gefolge anderer psychischer Erkrankungen auftreten, oder sich als normale Angst zeigen.

- normale Angst
  (psychologisch ableitbar, keine soziale Behinderung)
- schizophrene Psychosen
  (wahnhafte Angst mit absoluter Wahngewissheit)
- endogene Depression
  (depressive Verstimmung, phasenhafter Verlauf)
- organische Störungen
  (sorgfältige körperliche Untersuchung)

- Drogenabhängigkeit (Intoxikation, Entzug)
- posttraumatische Belastungsstörung (vorausgegangenes Trauma)

Zwangserkrankungen Bei der Pflege von Patienten mit Angst- und Panikstörungen ist es wichtig, ein einfühlsames und unterstützendes Umfeld zu schaffen. Hier sind einige grundlegende Pflegerichtlinien, die bei der Betreuung solcher Patienten hilfreich sein können:

1. Empathie und Verständnis zeigen: Zeigen Sie Mitgefühl und Verständnis für die Ängste und Sorgen des Patienten. Eine angstmachende Umgebung kann ihre Symptome verstärken, daher ist es wichtig, eine beruhigende und unterstützende Atmosphäre zu schaffen.

2. Kommunikation: Klare und offene Kommunikation ist entscheidend. Fragen Sie den Patienten, wie Sie ihm am besten helfen können, und lassen Sie ihn seine Bedürfnisse und Sorgen ausdrücken. Informieren Sie den Patienten auch über geplante Aktivitäten oder Veränderungen im Pflegeplan, um Unsicherheit zu vermeiden.

3. Förderung der Selbstkontrolle: Helfen Sie dem Patienten dabei, Techniken zur Selbstkontrolle zu erlernen und anzuwenden, wie beispielsweise Entspannungsübungen, Atemtechniken oder Ablenkungsstrategien. Ermutigen Sie den Patienten, diese Techniken regelmäßig zu praktizieren.

4. Vermeidung von Triggern: Identifizieren Sie mögliche Auslöser für Angstzustände oder Panikattacken und versuchen Sie, diese zu minimieren oder zu vermeiden. Dazu gehört beispielsweise die Vermeidung von lauten Geräuschen, übermäßigem Stress oder überfüllten Räumen, wenn dies für den Patienten belastend ist.

5. Unterstützung bei der Medikamenteneinnahme: Wenn der Patient Medikamente gegen Angst- und Panikstörungen einnimmt, stellen Sie sicher, dass er die richtige Dosierung einnimmt und die Einnahmezeiten einhält. Bieten Sie gegebenenfalls Erinnerungen oder Unterstützung bei der Medikamentenverwaltung an.

6. Sicherheit gewährleisten: Sorgen Sie dafür, dass sich der Patient sicher fühlt, insbesondere während einer Panikattacke. Stellen Sie sicher, dass er Zugang zu einem ruhigen und komfortablen Raum hat, in dem er sich beruhigen kann. Bieten Sie gegebenenfalls auch physische Unterstützung an, wie das Halten der Hand, um den Patienten zu beruhigen.

7. Zusammenarbeit im multidisziplinären Team: Arbeiten Sie eng mit anderen Fachkräften zusammen, um eine umfassende Behandlung für den Patienten zu gewährleisten. Dies kann die Zusammenarbeit mit Psychologen, Psychiatern oder Therapeuten beinhalten, um Therapieansätze zu koordinieren und den Fortschritt des Patienten zu überwachen.

Es ist wichtig zu beachten, dass jeder Patient einzigartig ist, und die Pflege sollte individuell auf die Bedürfnisse und Wünsche des einzelnen Patienten abgestimmt werden.

Abhängigkeit und Sucht

42. Definition

Der ältere Begriff der Sucht, wurde von der WHO durch den Begriff der Abhängigkeit ersetzt.

Psychische Abhängigkeit ist als übermächtiges Verlangen definiert, eine bestimmte Substanz, oder Droge, wieder einzunehmen. (Lust- Erzeugung, oder Unlust- Vermeidung bzw. -Beendigung).

Physische Abhängigkeit ist charakterisiert durch Tonlenzentwicklung(D osissteigerung), sowie das Auftreten von Entzugserscheinungen.

Abusus oder Missbrauch, beinhaltet den unangemessenen Gebrauch einer Droge oder einer Substanz. Hier zeigt sich die überhöhte Dosierung und/ oder Einnahme, ohne medizinische Indikation.

Wiederholtes Einnehmen führt zur Gewöhnung. Psychisch erwirkt durch Konditionierung, körperlich in der Regel mit Dosissteigerung.

Unter Polytoxikomanie wird eine Mehrfachabhängigkeit, also die gleichzeitige Einnahme verschiedener Suchtmittel verstanden (polyvalente Sucht)

Aus psychiatrischer Sicht bezeichnet Sucht grundsätzlich pathologische Verhaltensweisen, die einem süchtigen Fehlverhalten entspringen. Abhängigkeit oder Sucht ist ein dominantes Verlangen, oder das zwanghaftes Bedürfnis mit der Angewiesenheit, auf bestimmte Substanzen. Sucht ist also Ausdruck einer süchtigen Fehlhaltung. Durch das Suchtmittel wird vorübergehend, eine als unbefriedigend erlebte, oder unerträgliche Situation, scheinbar gebessert. Die sich anschließende Ernüchterung (durch die Konfrontation mit der Realität), lässt einen Teufelskreis entstehen, dessen Hauptelemente das unbezwingbare Verlangen nach dem Suchtmittel ist. Der Kontrollverlust zeigt sich schnell. Süchtigem Verhalten, wird eine selbstzerstörerische Komponente zugeschrieben.

Wachsende Bedeutung kommt inzwischen den nicht stoffgebundenen Abhängigkeiten, wie z.B. dem Glücksspiel, zu.

Alkohol spielt in der Menschheitsgeschichte bereits seit mehr als 12000 Jahren eine wichtige Rolle. Seneca äußerte z.B., dass Trunkenheit nichts anderes, als eine freiwillige Geistesstörung sei. In der Neuzeit wurden bereits im vergangenen Jahrhundert, die ersten Trinkerheilanstalten gegründet. Zwischen 1917 und 1933 bestand beispielsweise in den USA die Prohibition, die die kriminellen Praktiken zu Herstellung und Vertrieb von Alkohol, noch förderte. 1968 wurde vom Bundessozialgericht der Alkoholismus als Krankheit anerkannt. Fachkrankenhäuser wurden zunehmend aufgebaut.

Rauschdrogen haben vor allem im arabisch-asiatischen Kulturkreis, eine lange Tradition. Opium, Morphium, Haschisch und Kokain sind hier die bekanntesten Stoffe. Inzwischen sind Designerdrogen auf dem Vormarsch. Sie sind preiswert in der Herstellung und man ist nicht auf Rohstoffe aus dem Ausland, angewiesen.

43. Epidemiologie

Der Anteil der Abhängigen beträgt etwa 5-7% der Bevölkerung, dabei kommt die bei weitem größte Bedeutung, der Alkoholabhängigkeit zu. Die Zahl der Alkoholabhängigen in den alten Bundesländern, liegt zwischen 3 und 5 Millionen Menschen. Die Zahl der Drogenabhängigen etwa bei 150.000-200.000. Bei Medikamentenabhängigen liegt der Wert, bei etwa l Million. Es gibt mindestens 160.000 behandlungsbedürftige Glücksspieler in den alten Bundesländern.

44. Ätiopathogenese

Für Entstehung und die Entwicklung von Abhängigkeit, lässt sich ein dreifaktorielles Bedingungsgefüge ausmachen:

- Umwelt
- Individuum
- Droge

Typische Suchtmotive sind z.B.:

- Schmerzlinderung
- Lösung von Verstimmungszuständen
- Leistungssteigerung
- Einsamkeit
- Reizhunger
- Langeweile
- Erlebnissuche
- Wunsch nach Betäubung

Die Anamnese ergibt häufig, dass die prämorbide Persönlichkeit durch verminderte Frustrationstoleranz, erhöhten Reizhunger und einhergehende Stimmungslabilität, gekennzeichnet ist. Oft werden „broken home", das Fehlen wichtiger Leitbilder, oder Verwöhnung, gehäuft vorgefunden. Doch spielen auch Verfügbarkeit des Stoffes, Wirkspektrum oder Griffnähe der Droge, sowie soziokulturelle Umfeldeinflüsse, eine Rolle.

45. Symptomatik

Je nach Suchtstoff entwickeln sich unterschiedliche psychische und physische, sowie soziale Folgen.

Psychische Symptome sind z.B.:

- Interessenverlust
- Stimmungsschwankungen
- Gleichgültigkeit
- Störung des Kritikvermögens

- Körperliche Symptome
- vegetative Störungen
- Schlafstörungen
- Gewichtsverlust
- neurologische Ausfälle

Ist der Patient an Abhängigkeit erkrankt, weist er unter anderem folgende, typische Verhaltensweisen auf:

- Beschönigung
- Verleugnung
- Bagatellisierung
- Dissimulation
- Verheimlichungstendenzen
- reduziertes Selbstwertgefühl (mit Schuldgefühlen)
- niedrige Frustrationstoleranz

Bei Störung durch psychotrope Substanzen, lassen sich die klinischen Erscheinungsbilder einteilen in:

- Intoxikation
- Missbrauch
- Abhängigkeitssyndrom
- induzierte psychotische Störung

Die Pflege bei Abhängigkeits- und Suchtpatienten erfordert eine ganzheitliche Betreuung, die auf die spezifischen Bedürfnisse und Herausforderungen dieser Patientengruppe eingeht. Hier sind einige wichtige Aspekte der Pflege bei Abhängigkeits- und Suchtpatienten:

1. Entgiftung und Entzug: Die Pflege beginnt oft mit der Unterstützung des Patienten bei der Entgiftung und dem Entzug von der süchtig machenden Substanz. Dies erfordert eine engmaschige Überwachung der Vitalwerte, die Verwaltung von Medikamenten zur Linderung von Entzugssymptomen und die Bereitstellung eines sicheren und unterstützenden Umfelds.

2. Unterstützung bei der Bewältigung von Entzugserscheinungen: Entzugserscheinungen können unangenehm und manchmal gefährlich sein. Die Pflegekräfte müssen darauf achten, dass die Patienten angemessene medizinische Unterstützung erhalten, um ihre Symptome zu lindern. Sie sollten auch über alternative Methoden zur Schmerzkontrolle, zur Entspannung und zur Ablenkung verfügen, um den Patienten bei der Bewältigung der Entzugserscheinungen zu helfen.

3. Überwachung auf körperliche und psychische Komplikationen: Sucht und Abhängigkeit können zu einer Reihe von körperlichen und psychischen Komplikationen führen. Pflegekräfte müssen sorgfältig auf Anzeichen von Problemen wie Herz-Kreislauf-Erkrankungen, Infektionen, psychischen Störungen oder Suizidalität achten und angemessene Maßnahmen ergreifen, um die Gesundheit und Sicherheit des Patienten zu gewährleisten.

4. Aufbau einer therapeutischen Beziehung: Pflegekräfte sollten eine unterstützende und vertrauensvolle Beziehung zu den Patienten aufbauen, um sie in ihrem Genesungsprozess zu unterstützen. Durch Empathie, Verständnis und professionelle Begleitung können sie den Patienten dabei helfen, ihre Abhängigkeit zu überwinden und positive Veränderungen in ihrem Leben vorzunehmen.

5. Bildung und Beratung: Die Pflegekräfte sollten den Patienten und ihren Familien Informationen über die Abhängigkeit und den Genesungsprozess vermitteln. Sie können bei der Entwicklung von Bewältigungsstrategien, Rückfallprävention und einem gesunden Lebensstil unterstützen. Bildung und Beratung sind entscheidende Bestandteile der Pflege, um den Patienten dabei zu helfen, langfristige Veränderungen vorzunehmen.

6. Unterstützung des sozialen Netzwerks: Die Pflegekräfte sollten auch das soziale Umfeld des Patienten einbeziehen, einschließlich

Familie, Freunde und andere unterstützende Personen. Sie können Unterstützungssysteme aufbauen, die den Patienten helfen, ein stabiles Umfeld zu schaffen und positive soziale Beziehungen aufzubauen.

Die Pflege bei Abhängigkeits- und Suchtpatienten erfordert ein umfassendes Verständnis der komplexen Herausforderungen, mit denen diese Patienten konfrontiert sind. Ein multidisziplinäres Team, bestehend aus Ärzten, Pflegekräften, Psychologen und Sozialarbeitern, arbeitet oft zusammen, um die bestmögliche Betreuung und Unterstützung zu gewährleisten.

46. Drogen

Als Drogen werden alle die Substanzen bezeichnet, deren Gebrauch eine Störung der Psyche, oder des Verhaltens erzeugen können. Dazu gehören sämtliche Genussmittel, wie Tabak und Alkohol. Ebenso sind toxische Substanzen wie z.B. Lösungsmittel, Medikamente (z.B. Schlaf-, Beruhigungs- und Schmerzmittel), pflanzliche Wirkstoffe (z.B. Opiate oder synthetische Wirkstoffe wie auch Amphetamine), im Fokus. Ein enger gefasster Drogenbegriff, entspricht nicht mehr dem heutigen Sprachgebrauch und Wissensstand.

Allen Drogen ist die Fähigkeit (bei Wirkung nach „Genuß") von Veränderungen der Befindlichkeit, und/ oder des Bewusstseins, und/ oder des Verhaltens beim Menschen, gemeinsam.

47. Suchtmittel

Als Suchtmittel gelten nur diejenigen Drogen, die tatsächlich eine Abhängigkeit erzeugen können. Die Eigenschaft einer Droge Abhängigkeit zu erzeugen, ist nicht gleichbedeutend mit gesundheitlicher Gefährdung. Dies sagt ebenfalls noch nichts, über die Notwendigkeit einer Kontrolle im Sinne der Betäubungsmittelgesetzgebung aus.

Legale Suchtmittel unterstehen keiner Strafandrohung bei Konsum, Erwerb, Einfuhr, Weitergabe, und Verkauf (einschränkende und besteuernde Maßnahmen vorbehalten, z.B. Abgabeverbot an Jugendliche, Ausschankverbot für Alkohol an Autobahnen, Werbebeschränkungen etc.) Zu legalen Suchtmitteln zählen u.a. Alkohol, Tabak, Lösungsmittel und Medikamente, wie Schlaf-, Schmerz- und Beruhigungsmittel. Sobald diese jedoch rezeptpflichtig sind, kann man bei nicht autorisiertem Handel, auch von Illegalität sprechen.

Illegale Suchtmittel sind Substanzen und Präparate, die im Einheitsübereinkommen von 1961, oder im Psychotropenabkommen von 1971 Erwähnung finden, und nicht auf Rezept erhältlich sind. Dazu gehören weitere, in die nationale Betäubungsmittelgesetzgebung, aufgenommene Stoffe. Erwerb, Besitz, Weitergabe, Einfuhr, Herstellung und Verkauf dieser Stoffe, sind verboten.

48. Betäubungsmittel

Als Betäubungsmittel werden Stoffe mit stark schmerzlindernder, und bewusstseinsdämpfender Wirkung genannt. Dazu gehören illegale Suchtmittel wie Heroin, jedoch auch legale Suchtmittel, wie Morphium und synthetisch hergestellte Schmerzmittel.

49. Begriffe

49.1. Abhängigkeit

Abhängigkeit hat – kein- einheitliches Erscheinungsbild. Je nachdem, welche der Bedingungen erfüllt sind, ist die Abhängigkeit anders zu definieren. Auf der Symptomebene spricht man von verschiedenen Formen der Abhängigkeit und nicht von seiner Gesamtheit. Allen gemeinsam, ist das starke Verlangen nach der Einnahme des Suchtmittels (Craving). Die Diagnose einer Abhängigkeit sagt noch nichts über das Vorhandensein von körperlichen, psychischen oder sozialen Folgeschäden aus.

Abhängigkeit wird übereinstimmend, als eine Gruppe von körperlichen Verhaltens- und kognitiven Phänomenen definiert. Hier hat der Konsum einer Substanz, eine hohe Priorität. Ein entscheidendes Merkmal ist das dringende, oft übermächtige Verlangen nach der Droge, sowie ein fortgesetztes Verhalten zur Erlangung der Droge. Die Auslöser sowie die Folgen können psychischer, biologischer, oder sozialer Natur sein.

Von schädlichem Gebrauch spricht man dann, wenn gesundheitliche Schäden in der Folge von Drogengebrauch, aufgetreten sind. Außerdem können soziale Schäden zum Nachteil der Angehörigen, des weiteren Umfeldes, oder der Bevölkerung allgemein die Folge sein.

49.2. Polytoxikomanie

Mehrfachabhängigkeit, auch als Polytoxikomanie bezeichnet, ist die gleichzeitige, und/ oder abwechselnde Abhängigkeit, von verschiedenen Drogen. Dabei wird zwischen Folgendem unterschieden:

- polytoxikomanes Gebrauchsmuster, das mehr mit der jeweiligen Verfügbarkeit von Drogen zusammenhängt, als mit einer Mehrfachabhängigkeit. Für eine differenzierte Diagnose, wird ein chaotisches Gebrauchsmuster vorausgesetzt.
- echte Mehrfachabhängigkeit, bei welcher die Bedingung einer Abhängigkeit für mehr als eine Art von Drogen zutrifft, und keine Droge klar als Hauptdroge erkennbar ist.

49.3. Toleranz

Toleranz bezeichnet: eine Abnahme der Sensitivität für die Wirkung einer Droge. Wiederholte Anwendung erfordert eine Erhöhung der Dosis, um das gleiche Wirkungsziel erreichen zu können.

49.4. Entzugssyndrom

Als Entzugssyndrom gilt ein Zustand, der durch intensives Drogenverlangen, eine ärztliche Behandlung erforderlich macht. Dabei geht es darum, Entzugssymptome zu vermeiden, eventuell zu mindern, oder bei Auftreten von Symptomen mit einem Schweregrad, adäquat zu handeln.

Toleranz und Entzugssyndrom werden nicht in jedem Fall von Abhängigkeit gefunden. Sie sind auch nicht alleine beweisend, für das Vorliegen einer Abhängigkeit.

49.5. Intoxikation

Eine Intoxikation bezeichnet eine, nach Drogeneinnahme aufgetretene körperliche, psychische oder verhaltensrelevante Störung, die reversibel ist. Mit dem im Volksmund gebräuchlichen Wort „Rauschzustand", ist dasselbe bezeichnet.

49.6. Pathologischer Rausch

Vom pathologischen Rausch spricht man dann, wenn bereits nach der Aufnahme kleiner Mengen Alkohol, deutliche Störungen auftreten.

Entzugsbehandlung („Entgiftung") Behandlungsziele

- Vorbereitung einer Entwöhnungsbehandlung:
  Auf Abstinenz ausgerichtete, stationäre Langzeitprogramme, nehmen in der Regel nur Patienten auf, die unmittelbar vorher, eine körperliche Entgiftung durchgeführt haben. Die körperliche Entgiftung kann aber auch als Vorbereitung einer ambulanten Langzeitbehandlung von Statten gehen.
- Unterbrechung der Substanzeinnahme als Moratorium:
  Im Interesse einer Standortbestimmung und zur Überprüfung des weiteren Vorgehens, ist eine Entzugsbehandlung häufig wichtig und sinnvoll.
- Entzugsversuch als Lernerfahrung:
  Viele Menschen mit Abhängigkeitsproblemen müssen zunächst erlebt haben, dass sie sich nicht aus nur eigener Kraft befreien können, bevor sie sich auf eine weitergehende Behandlung einlassen können.
- Entzugsbehandlung als Palliativmaßnahme:
  Intermittierende Entgiftungen zum Zweck, der körperlichen und/ oder psychischen Erholung. Auch zur Entlastung der Angehörigen

und in den Fällen, in denen nicht von einer Suchtbefreiung/ Freiheit, ausgegangen werden kann.

- Teilentzug als Vorbereitung einer Substitutionsbehandlung:
  Bei polytoxikomanen Patienten kann es notwendig sein, vor Beginn einer Substitutionsbehandlung, alle anderen Suchtstoffe als Opiate, zu entziehen.

Die Pflege bei drogenabhängigen Patienten erfordert besondere Aufmerksamkeit und eine spezifische Herangehensweise. Hier sind einige wichtige Aspekte, die bei der Pflege von drogenabhängigen Patienten berücksichtigt werden sollten:

1. Beziehung aufbauen: Es ist wichtig, eine unterstützende und vertrauensvolle Beziehung zu dem Patienten aufzubauen. Zeigen Sie Empathie und Respekt, um ein Gefühl der Sicherheit zu vermitteln.

2. Entzugssymptome behandeln: Drogenabhängige Patienten können während des Entzugs verschiedene körperliche und psychische Symptome erfahren. Es ist wichtig, diese Symptome zu erkennen und angemessene Maßnahmen zu ergreifen, um sie zu lindern. Dies kann die Verabreichung von Medikamenten, die Überwachung von Vitalwerten und die Bereitstellung einer komfortablen Umgebung umfassen.

3. Überwachung auf Entzugskomplikationen: In einigen Fällen können Entzugserscheinungen zu ernsthaften Komplikationen führen, wie z.B. Krampfanfälle oder Delirium. Die Patienten sollten sorgfältig überwacht werden, um solche Komplikationen frühzeitig zu erkennen und angemessen darauf zu reagieren.

4. Unterstützung bei der Rehabilitation: Drogenabhängige Patienten benötigen Unterstützung bei der Rehabilitation und dem Wiedereinstieg in ein drogenfreies Leben. Dies kann die Vermittlung von

Beratungsdiensten, Selbsthilfegruppen oder anderen Ressourcen umfassen, die ihnen helfen, ihre Abhängigkeit zu überwinden.

5. Prävention von Rückfällen: Rückfälle sind bei drogenabhängigen Patienten nicht ungewöhnlich. Die Pflegekräfte sollten den Patienten dabei helfen, Bewältigungsstrategien zu entwickeln, um mit potenziellen Auslösern umzugehen und Rückfälle zu vermeiden. Eine kontinuierliche Unterstützung und Überwachung nach der Entlassung aus dem Krankenhaus sind ebenfalls wichtig.

6. Soziales Umfeld einbeziehen: Die Unterstützung des sozialen Umfelds, wie Familie und Freunde, ist entscheidend bei der Pflege drogenabhängiger Patienten. Die Einbindung der Familie in den Behandlungsprozess und die Bereitstellung von Ressourcen zur Unterstützung der Angehörigen können den Genesungsprozess unterstützen.

Es ist wichtig zu beachten, dass die Pflege bei drogenabhängigen Patienten eine multidisziplinäre Herangehensweise erfordert. Eine enge Zusammenarbeit mit Ärzten, Psychologen, Suchtberatern und anderen Fachkräften ist oft notwendig, um eine umfassende Versorgung zu gewährleisten.

Suizidalität

50. Allgemein

Zum Bereich der Suizidalität gehören, im traditionellen Sinne, alle Gedanken und Handlungen die darauf abzielen, das eigene Leben durch Selbsttötung zu beenden. Gemeint sind Todeswünsche, Suizidgedanken, Suizidabsichten und Suizidhandlungen.

Im weiteren Sinne werden diesem Phänomenbereich im klinischen Alltag, auch der Wunsch nach Ruhe, Pause, Veränderungen, Unterbrechung im Leben zugerechnet. So auch die daraus folgenden selbstschädigenden, das Leben prinzipiell gefährdenden Handlungen.

51. Definition

Unter einem Suizid (Selbsttötung) versteht man die absichtliche Selbstschädigung, mit tödlichem Ausgang.

Unter einem Suizidversuch versteht man die absichtliche Selbstschädigung. Ziel ist hier, auch im erweiterten Sinne, die Möglichkeit, des tödlichen Ausganges.

Als Parasuizid wird eine Handlung mit -nicht- tödlichem Ausgang definiert. Der Mensch fügt sich absichtlich Verletzungen zu. Auch die Einnahme eines Medikamentes/ Droge, (außerhalb des allgemein anerkannten Dosisbereiches), gehört zum Parasuizid. Hier steht nicht die Selbsttötungsabsicht im Vordergrund, sondern der Wunsch nach Veränderungen von Lebenssituationen. Auch kann der Wunsch nach vermehrter Zuwendung durch die Umgebung vorliegen (appellativer Suizidversuch).

52. Epidemiologie

Die Suizidrate (pro 100.000 Einwohner) ist in allenLändern unterschiedlich. Die n den alten Bundesländern nehmen sich jährlich ca. 14.000 Menschen das Leben, deutlich mehr Männer als Frauen. Somit hat Deutschland eine sehr hohe Suizidrate.

Nach Schätzungen der WHO sterben in der Welt jährlich, etwa eine halbe Million Menschen an Selbstmord. In Großstädten ist die Rate wesentlich höher, als im ländlichen Bereich. Männer haben dabei eine höhere Suizidrate, als Frauen. In Kriegszeiten nehmen Selbsttötungen ab, wogegen sie in Zeiten wirtschaftlichen Niedergangs, zunehmen.

Man nimmt an, dass die Anzahl der Suizidversuche etwa zehnmal so hoch ist, wie die eigentliche Suizidrate. Man geht bei Suiziden und Suizidversuchen, von einer hohen Dunkelziffer aus.

Es ist weiterhin bekannt, dass bei 8% der Durchschnittsbevölkerung Suizidgedanken, und bei 2% Suizidversuche, zu irgendeinem Zeitpunkt des Lebens vorliegen. Im Rahmen an Depression erkrankter Menschen, liegen die Zahlen erheblich höher.

Man unterscheidet nach der Art der gewählten Suizidmethoden grob, in harte und weiche Methoden. Harte Methoden, wie sich erschießen, erhängen, sich vor Fahrzeuge werfen, Sturz aus großer Höhe ect., sind beim Suizid häufiger, als bei Suizidversuchen.

53. Ursachen und Entstehungsbedingungen

Suizidalität ist multifaktoriell bedingt und kann daher nicht grundsätzlich, als Krankheit bezeichnet werden. Sie beinhaltet immer Aspekte affektiv-kognitiver Einengung. Dies kommt im Rahmen psychischer Erkrankungen wie Depression, Sucht und Schizophrenie, besonders deutlich hervor. Lebenssitutative psychosoziale Einengung (z.B. bei chronischer Arbeitslosigkeit, Übersiedlung etc.), und freie Willensentscheidung sind Faktoren, bei denen eine Abwesenheit von Bewusstseinseinschränkung (im Sinne der juristischen freien Verantwortung) gemeint ist. Dieser Aspekt, die „Suizidalität aus freier Willensentscheidung“, muss allerdings aus psychiatrisch- psychologischer Sicht, sehr kritisch gesehen werden. Häufig verbergen sich dahinter psychopathologische Phänomene.

Der Begriff Krise, wird dem Phänomen der Suizidalität besser gerecht, als der Begriff Krankheit.

Als Krise wird die Situation von Menschen beschrieben, die aus unterschiedlichen Gründen, Ereignisse nicht mehr angemessen bewältigen können. Damit sind sie der Gefahr, einer psychopathologischen Entwicklung ausgesetzt.

Suizidale Ereignisse im Lebensumfeld, oder in den Medien, können eigenes suizidales Handeln anregen (Imitationssuizid)

Wichtige individuelle Risikofaktoren sind hier:

- psychische Erkrankungen
- chronische, körperliche Erkrankungen
- früherer Suizidversuch
- Vereinsamung
- belastende Lebensereignisse
- Suizide / Suizidversuche im Umfeld
- Alters- / Geschlechtsfaktoren

Häufig kommt es zu einer Kombination verschiedenster Risikofaktoren. Alter, Vereinsamung und Depression, stehen dabei im Vordergrund. Das Problem der Suizidalität darf nicht alleine unter medizinischen Gesichtspunkten betrachtet werden. Psychische Erkrankungen sind eine der wichtigsten Ursachen von Depression, und Suchterkrankung. Etwa ein Drittel aller Suizide, beruht auf einer endogenen Psychose. Man kann davon ausgehen, dass bis zu 90% aller Selbsttötungen, durch eine psychische Krise oder Krankheit bedingt sind. Auch Suizidversuche beruhen zumeist auf psychischen Störungen. Hierbei stehen reaktive Depressionen im Vordergrund.

Situative Belastungen sind häufigst Auslöser, für das Suizidgeschehen. Die subjektive Bedeutung der Ereignisses ist dabei oft wichtiger, als die objektive. Kränkungen und Verluste, spielen eine besondere Rolle.

Aus psychoanalytischer Sicht gibt es zwei Erklärungsmodelle für den Suizid:

Nach dem Aggressionsmodell schlägt im Suizidgedanken, Fremdaggression in Autoaggression um. So führt dies zur suizidalen Krise.

Nach dem Modell der narzisstischen Krise, führen Selbstwertprobleme und Kränkungserlebnisse, zum suizidalen Gau.

Neuere Untersuchungen verweisen auf die Bedeutung biologischer Faktoren der Suizidalität hin, z.B. auf die Erniedrigung eines Metaboliten des Serotonin.

54. Symptomatologie

Je nach Vorherrschen der jeweiligen Intention, werden Suizidversuche unterteilt:

- Suizidale Handlungen
  Die -Autoaggression- steht im Vordergrund.
- Parasuizidale Geste
  Der -Appell an die Umgebung- steht vorne an.
- Parasuizidale Pause
  Das -Bedürfnis nach Ruhe- ist ausschlaggebend.

Die Ernsthaftigkeit eines Suizidversuches, ist im Einzelfall schwer zu beurteilen. Man darf nicht allein aus der Methode, auf die Intensität der Absicht schließen.

Jeder Suizidversuch sollte daher ernst genommen werden, unabhängig von der Art seiner Durchführung und/ oder des Ausmaßes der Selbstschädigung. Er sollte immer als unangemessene Problemlösungsstrategie des Einzelnen, interpretiert werden.

Die diagnostische Abschätzung einer Suizidalität beinhaltet:

- Einschätzung des Ausmaßes der suizidalen Gefährdung
- Diagnostik psychischer Erkrankungen
- Verstehen der Motivation und der situativen Faktoren
- Verfügbarkeit von Hilfspotentialen

Als besonders gefährdet gelten:

- Depressive Menschen
- Alte, vereinsamte Menschen
- Suchtkranke
- Personen mit Suizidankündigungen
- Personen, die bereits einen Suizidversuch hinter sich hatten

Wichtig!
Suizidale Menschen zeigen nicht immer Verzweiflung und Unruhe. Manchmal kann der Eintritt plötzlicher Ruhe, ja sogar friedvoller Gelassenheit (nach vorheriger Verzweiflung und Unruhe, als Ruhe vor dem Sturm), sogar besonders alarmierend dafür sein, dass jetzt offensichtlich der Suizidplan ganz feststeht . Der Betreffende hat mit dem Leben abgeschlossen.

Patienten nach einer suizidalen Krise, bedürfen einer intensiven Betreuung. Es gilt, die Ursachen der Suizidalität zu bearbeiten. Durch stützende Psychotherapie muss dringend versucht werden, eine Abwehrreaktion der emotionalen Spannung, zu erreichen. Die Therapie sollte dem Patienten Selbstvertrauen, zur Lösung seiner Probleme, vermitteln.

Häufige Fehler im Umgang mit Suizidpatienten

- Trennungsängste übersehen (Urlaub, Stationswechsel, Entlassung)
- Provokation persönlich nehmen
- Bagatellisierungstendenzen des Patienten mitmachen
- Suizidpakte
- mangelnde Exploration der jetzigen und der früheren Umstände, die zur Suizidalität geführt haben
- zu rasche Suche nach positiven Veränderungsmöglichkeiten

Wichtig!
Bei Verschreibung von Medikamenten in suizidalen Krisen ist zu beachten, dass jedes Medikament, auch als Suizidmittel verwendet werden kann. (Beispiel: für den Umgang mit suizidalen Patienten, aus der Sicht der Versorgung von Patienten mit Suizidversuchen, in einer medizinischen Klinik)

Suizidgefährdet sind alle Patienten

- nach einem Suizidversuch
- mit Suizidphantasien und Suiziderkrankungen

Suizidales Verhalten ist auch immer Symptom einer Kommunikationsstörung. Es bedarf nicht nur der organischen Diagnostik und Therapie, sondern immer auch der Bemühung, die gestörte Kommunikation wieder herzustellen.

1. Schritt: Kontaktaufnahme möglichst frühzeitig (z.B. in der Aufwachphase).
   "Ich bin bereit, dich zu akzeptieren"
2. Schritt: Gelegenheit geben zum Aussprechen.
   "Ich bin bereit, Dir zuzuhören"
3. Schritt: Wiederherstellung sozialer Beziehungen (Mitpatienten, Personal, Ärzten, etc.
   "Soziales Übungsfeld in neutraler Atmosphäre"
4. Schritt: Analyse der psychologischen Situation, und Erörterung von Verhaltensalternativen.

	Nicht direktives Einzelgespräch, Teilnahme an offener Patientengruppe, evt. weiterführende psychotherapeutische/ psychiatrische Maßnahmen
5. Schritt:	Versuch einer Einordnung des suizidalen Verhaltens (z.B. Appell, Vermeidungsverhalten, Pause im Konflikt, Herstellung neuer Kommunikationsformen, Aktivierung sozialer Hilfe etc.)
6. Schritt:	Relativierung der Rolle des Gesprächspartners "Kein Besserwisser, kein Ratgeber, sondern Reflexionshilfe"

Die einzelnen Schritte können in veränderbarer Reihenfolge, sich überschneidend, oder auch parallel erfolgen.

Häufige Fehler des Explodierenden:

- redet zuviel
- gibt Ratschläge
- lässt sich durch Suizidandrohungen erpressen
- macht Vorwürfe
- zeigt direkt, oder indirekt, seine Ablehnung und Angst
- hat Ehrgeiz
- schiebt enttäuscht das Problem auf andere Institutionen ab
- Häufiges Alibi: Zeitmangel

Indikationen zur stationären Aufnahme in der Klinik:

- Schwere der Vergiftung
- Vorübergehende Herausnahme aus der Krisensituation erscheint erforderlich
- keine Bezugspersonen
- Klärung der Situation ambulant nicht möglich

Die Pflege bei Patienten mit Suizidalität ist eine komplexe und anspruchsvolle Aufgabe. Es erfordert ein hohes Maß an Fachwissen, Empathie und Einfühlungsvermögen. Hier sind einige wichtige Punkte zu beachten:

1. Einschätzung der Suizidalität: Eine genaue Einschätzung der Suizidalität ist von entscheidender Bedeutung. Pflegekräfte sollten auf Warnsignale achten, wie zum Beispiel Äußerungen von Suizidgedanken, Planung oder Vorbereitung von Suizidhandlungen, soziale Isolation oder Verlustinteresse. Eine offene und ehrliche Kommunikation mit dem Patienten ist wichtig, um die Risiken zu verstehen.

2. Sicherheitsmaßnahmen: Patienten mit akuter Suizidalität müssen in einer sicheren Umgebung untergebracht werden. Das bedeutet, dass Gegenstände, die zur Selbstverletzung verwendet werden könnten, entfernt werden sollten. Je nach Schwere der Suizidalität kann eine kontinuierliche Überwachung durch das Pflegepersonal erforderlich sein.

3. Kommunikation und Unterstützung: Eine einfühlsame Kommunikation mit dem Patienten ist von größter Bedeutung. Das Pflegepersonal sollte dem Patienten zuhören, Verständnis zeigen und ihn ermutigen, über seine Gefühle zu sprechen. Es ist wichtig, dass der Patient sich verstanden und unterstützt fühlt.

4. Zusammenarbeit im interdisziplinären Team: Die Pflege bei Suizidalität erfordert eine enge Zusammenarbeit mit anderen Fachkräften wie Ärzten, Psychologen und Sozialarbeitern. Gemeinsam kann ein umfassender Behandlungsplan entwickelt werden, der Medikamente, Psychotherapie und weitere Unterstützungsmaßnahmen umfasst.

5. Nachsorge und Kontinuität der Betreuung: Die Betreuung von suizidalen Patienten endet nicht mit der akuten Phase. Eine angemessene Nachsorge und kontinuierliche Betreuung sind entscheidend, um Rückfälle zu verhindern. Das Pflegepersonal sollte sicherstellen, dass der Patient Zugang zu angemessenen

Ressourcen und Unterstützung hat und regelmäßige Nachuntersuchungen durchführt.

Es ist wichtig zu beachten, dass Suizidalität eine ernsthafte psychische Krise darstellt und eine professionelle Unterstützung durch erfahrene Fachkräfte erforderlich ist. Wenn Sie mit einem suizidalen Patienten arbeiten, ist es wichtig, sich an das medizinische Fachpersonal vor Ort zu wenden und deren Anweisungen zu befolgen.

Psychiatrische Therapie

Inhalt und Ziel einer psychiatrischen Therapie sind die Besserung, Heilung und Rückfallverhütung von psychischen Störungen.

Sie basiert auf drei Säulen:

- Biologisch-somatisches Therapieverfahren (insbesondere Psychopharmaka)
- Psychotherapie
- Soziotherapie

Basis einer Therapie ist das ärztlich- psychologische, personenzentrierte, zeitaufwendige Gespräch, mit einer psychotherapeutischen Grundhaltung.

Ausgehend von einer multifaktoriellen Genese psychischer Erkrankungen, umfasst die Behandlung im Allgemeinen eine Kombination aller drei genannten Therapieformen. Dies steht immer im Sinne eines Gesamtbehandlungsplanes.

Form und Stadium der vorliegenden psychiatrischen Erkrankung sind ausschlaggebend dafür, ob der Schwerpunkt der Behandlung im somato- / pharmakotherapeutischen, psychotherapeutischen oder soziotherapeutischen Verfahren liegt.

55. Psychopharmakatherapie

Seit etwa 50 Jahren verfügt die Medizin, mit ihren modernen Psychopharmaka, über solch immense, therapeutische Möglichkeiten, Behandlungsziele umzusetzen. Kaum eine andere Arzneimittelgruppe eröffnet bisher, dieses Spektrum an Reichhaltigkeit. Diesen Medikamenten ist es zu verdanken, dass viele psychische Erkrankungen, heute auch ambulant behandelt werden können. Viele psychisch Kranke, können so beruflich wieder rehabilitiert werden.

Als Basis für eine sachgerechte Psychopharmaka- therapie, steht eine gesunde psychotherapeutische Grundeinstellung. Es gilt die Herstellung, einer tragfähigen Arzt- Patienten- Beziehung. Von großer Bedeutung ist dabei eine individuelle, persönliche, patientenzentrierte Einstellung bei der Therapie, mit Psychopharmaka. Für einen sachgemäßen Einsatz von Psychopharmaka, sind gründliche Kenntnisse notwendig.

Der Stellenwert von Psychopharmaka in der Behandlung psychischer Störungen, ist unterschiedlich und absolut, von der Art der psychischen Erkrankung abhängig. Längst überholt und als unsinnig erkannt, ist der leider nach wie vor anzutreffende Standpunkt: „Medikamente oder Psychotherapie".

55.1. Einteilung

Psychopharmaka werden nach verschiedenen Gesichtspunkten eingeteilt:

- nach der chemischen Struktur
- nach ihren biochemischen Wirkmechanismen
- nach den neurophysiologischen Wirkmechanismen

Üblicherweise werden sie in folgende Gruppen eingeteilt:

- Tranquilizer
- Hypnotika
- Antidepressiva
- Phasenprophylaktika
- Neuroleptika
- Nootropika
- sonstige Psychopharmaka

Psychopharmaka liegen in allen Darreichungsformen vor. So als Ampullen zur i. v., oder i. m. Injektion, in oral fester oder flüssiger Form, sowie als Suppositorium. In der Langzeitbehandlung schizophrener Psychosen, haben Depot-Präparate in der Langzeitbehandlung, große Bedeutung. Die Dosierung hat grundsätzlich individuell, zu erfolgen.

Psychopharmaka können das Reaktionsvermögen beeinflussen. Daher sollen sie nicht zusammen mit Alkohol, eingenommen werden. Die Potenzierung ihrer Wirkung ist ein Ausschlußkriterium. Besonders bei Tranquilizern und Hypnotika ist an Nachwirkungen (hang-over. Tagesresteffekte), zu denken. Individuelle Gegebenheiten müssen immer in eine Behandlung einbezogen werden.

Besonders für Psychopharmaka gilt, dass sie nicht ohne regelmäßige ärztliche Kontrolluntersuchungen, eingenommen werden dürfen.

55.2. Missbrauch und Abhängigkeit

Zu den gebräuchlichsten, gesellschaftlich am meisten akzeptierten psychotropen Substanzen, zählen seit Jahrzehnten Nikotin und Alkohol. Neben dem Konsum dieser frei zugänglichen „Genussmittel", stellen der laufende Missbrauch und die Abhängigkeit von psychotropen Medikamenten, ein beträchtliches medizinisches, volkswirtschaftliches und sozialhygienisches Problem dar.

Die Zahl der Medikamentenabhängigen, wird in der Bundesrepublik Deutschland auf 600 000 bis 1,4 Millionen Menschen geschätzt. wobei es sich bei den Hauptsächlich handelt es sich hier um Analgetika-, Tranquilizer- und Hypnotika- Abhängigkeit.

Bei den Benzodiazepin – Tranquilizem- und -Hypnotika- Medikamenten, überwiegt die Niedrigdosis-Abhängigkeit (langfristige Einnahme in therapeutischem Rahmen). Großes Missbrauchspotential besteht bei Tranquilizern, Hypnotika, Psychostimulantien und Distraneurin. Neuroleptika, Antidepressiva, Lithium und Carbamazepin, besitzen kein Abhängigkeitspotential.

55.3. Psychopharmaka im höheren Lebensalter

Die Psychopharmakotherapie im höheren Lebensalter, gewinnt zunehmend an Bedeutung:

Zirka 15% der Bevölkerung ist heute älter, als 65 Jahre. Etwa 25% der über 65jährigen, ist psychisch krank. Mehr als 75 % der Bewohner von Altenheimen erhalten Psychopharmaka.

Als Alterskrankheiten liegen die Demenzen, depressive Erkrankungen sowie paranoide Psychosen vor. Patienten im höheren Lebensalter weisen einige Besonderheiten auf, die ebenso für die psychopharmakologische Behandlung, von Bedeutung sind: Fast immer liegt Multimorbidität vor, welche die Gefahr einer Polypharmazie enthält. Hieraus können sich erhebliche Probleme bezüglich der Compliance, und möglicher Arzneimittelinteraktionen ergeben. Neben der psychosozialen Faktoren, sind körperliche Faktoren für die veränderte Wirkungsweise von Psychopharmaka bei alten Menschen, von absolut entscheidender Bedeutung. Praktisch bedeutet dies, dass Arzneimittel in der Regel, bei Patienten mit höherem Alter, niedriger dosiert werden müssen. Es muss dabei in vielen Fällen, mit einem verzögerten Einsetzen gerechnet werden. Dabei besteht gleichzeitig, eine erhöhte Nebenwirkungsempfindlichkeit.

Hauptindikatoren von Psychopharmaka bei Alterspatienten sind:

- Behandlungsbedürftige Schlafstörungen
- Organische Psychosyndrome
- Altersdepressionen
- Paranoide Psychosen
- Erregungs- und Verwirrtheitszustände unterschiedlicher Genese.

Wichtig bleibt außerdem die Behandlung körperlicher Grunderkrankungen, die Gestaltung des Tagesablaufes und psychosoziale Maßnahmen.

55.4. Neuroleptika

Vor Entdeckung des Chlorpromazins, stützte sich die antipsychotische Therapie vor allem, auf die Behandlung mit Opium und auf Schlafkuren mit Barbituraten und/ oder Chloralhydrat. Nach dem zweiten Weltkrieg wurden pharmazeutische Entwicklungsprogramme, hinsichtlich der Erforschung eines Antihistaminikums, aufgenommen und u.a. das Chlorpromazin entwickelt. Versuche ergaben, dass diese Substanz schizophrene und manische Patienten nachhaltig, therapeutisch beeinflusste.

55.4.1. Definition

Unter dem Begriff Neuroleptika werden Psychopharmaka zusammengefasst, die sich durch ein charakteristisches Wirk-spektrum, auf die Symptome psychotischer Erkrankungen hervor heben. Ihr klinisch-therapeutischer Effekt, beruht auf ihrer dämpfenden Wirkung bei psychomotorischer Erregtheit, Aggressivität, affektiver Spannung, psychotischer Sinnestäuschung, psychotischen Wahnerlebens, katatoner Verhaltensstörung und schizophrener Ich-Störungen.

55.5. Wirkweise von Psychopharmaka

Psychopharmaka entfalten ihre Wirkung im zentralen Nervensystem. Dort beeinflussen sie vor allem Vorgänge, die direkt oder indirekt mit der Informationsübertragung zwischen den Neuronen, zu tun haben.

Für die Psychopharmakologie sind die Vorgänge an einer Synapse von besonderer Bedeutung, weil sich dort die Wirkung vieler Psychopharmaka abspielt. Der elektrische Impuls, der an den Nervenendungen ankommt, kann die Spalte zwischen den Neuronen, nicht ohne chemische Hilfe, überspringen. Dazu muss zunächst ein chemischer Vorgang eingeleitet werden. Die dazu notwendige chemische Substanz, der so genannte Neurotransmitter, wird durch einen elektrischen Impuls freigesetzt. So ermöglicht er die Reizweiterleitung auf das nächste Neuron/Muskelzelle. Hier werden die Psychopharmaka wirksam, indem sie z.B.

- die Freisetzung,
- den Wiederaufbau,
- die postsynaptische Wirkung,
- die Synthese

von Neurotransmittern beeinflusst. Somit nimmt er auf die Informationsübertragung an der Synapse Einfluß.

Neuroleptika rufen eine Dopaminrezeptor- Blockade hervor. Der Hauptangriffspunkt für die antipsychotische Wirkung von Neuroleptika, wird hier vermutet.

Neuroleptika werden wegen ihrer antihistaminischen und antiemetischen Wirkung, auch außerhalb der Psychiatrie, z.B. in der inneren Medizin, Dermatologie und Anästhesie, eingesetzt.

55.6. Indikationsgebiete von Neuroleptika

- Halluzinationen, Wahn, psychotische Denk- und Affektstörungen (psychotische Plussymptomatik)
- Apathie, Interesselosigkeit, Autistisches Verhalten (psychotische Minussymptomatik)
- Psychotische und nichtpsychotische Unruhe- und Erregungszustände, aggressive Verhaltensweise, Schlafstörungen
- Angstzustände, depressive Symptomatik
- chronisch verlaufende schizophrene Psychose, Rezidivprophylaxe

55.7. Einteilung der Neuroleptika

Neuroleptika lassen sich nach ihrer chemischen Struktur, in 7 Gruppen einteilen. kKinisch wird die Einteilung, aufgrund von Wirkungstypen, nach der neuroleptischen Potenz vorgenommen. So lassen sich Neuroleptika nach der Ausprägung ihrer dämpfenden Wirkung, und nach der Intensität der antipsychotischen Wirkung, charakterisieren. Neben dieser antipsychotischen Wirkung, wurde auch der Einfluss auf das extrapyramidal-motorische System im ZNS beobachtet. Dies ähnelt dem Zustandsbild eines Parkinson-Kranken. So ist die neuroleptische Potenz definiert, durch eine in der Feinmotorik erkennbare extrapyramidale Bewegungseinschränkung (z.B. Veränderung der Handschrift). Je weniger von einer Substanz notwendig ist, um diese Bewegungseinschränkung hervorzurufen, umso höher ist die neuroleptische Potenz.

55.7.1. Hochpotente Neuroleptika haben

- eine ausgeprägte antipsychotische und psychomotorisch dämpfende Wirkung,
- keine, oder nur geringe sedierende Wirkung

Beispiele dafür sind:

- Glianimon (Benperidol)
- Impromen, Tesoprel (Bromperidol)
- Fluanxol (Flupentixol)
- Dapotum, Lyogen, Omca (Fluphenazin)
- Imap (Fluspirillen)
- Haldol-Janssen (Haioperidol)
- Risperdal (Risperidon) (atypisches Neuroleptikum)

55.7.2. Mittelpotente Neuroleptika

- haben mittelstarke, antipsychotische und gute psychomotorisch dämpfende Wirkung
- haben gut ausgeprägte sedierende, schlafanstoßende Wirkung
- wirken vegetativ beruhigend

Beispiele dafür sind:

- Ciatyl (Zuclopenthixol)
- Leponex (Clozapin) (atypisches Neuroleptikum)
- Dogmatil (Sulpirid)
- Nipolept (Zotepin)
- Taxilan (Perazin)

55.7.3. Schwachpotente Neuroleptika

- haben milde bis sehr geringe antipsychotische Wirkung
- haben gut ausgeprägte sedierende, schlafanstoßende Wirkung
- sind vegetativ beruhigend

Beispiele dafür sind:

- Truxal (Chlorproxithen)
- Neurocii (Levomepromazin)
- Eunerpan (Melperon)
- Dipiperon (Pipamperon)
- Atosil (Promethazin)
- Dominal (Prothipendyl)
- Melleril (Thiordazin)

55.7.4. Atypische Neuroleptika

Unter atypischen, oder auch modernen Neuroleptika versteht man solche, die keine, oder deutlich weniger extrapyramidale Störungen in Form von Nebenwirkungen hervorrufen, als die klassischen hochpotenten Neuroleptika. Bei gleich guter antipsychotischer Wirkung sind die atypischen Neuroleptika offenbar besser verträglich, und werden von den Patienten eher akzeptiert. Diese Neuroleptika blockieren deutlich weniger Dopamin-Rezeptoren, als die klassischen Neuroleptika. Trotzdem haben sie eine gute, antipsychotische Wirkung.

Die wichtigsten atypischen Neuroleptika sind:

- Clozapin (Leponex)
- Amisulpirid (Solian)
- Olanzapin (Zyprexa)
- Quetiapin (Seroquel)
- Risperidon (Risperdal)
- Sulpirid (Neogama)
- Zotepin (Nipolept)

55.8. Nebenwirkungen

Neuroleptika sind stark wirksame Medikamente. Dies sind sie auch in Bezug, auf ihre Nebenwirkungen:

- Blutdruckabfall beim Aufstehen
- Schwitzen
- Mundtrockenheit

- Verstopfung
- Sexualstörungen

also in erster Linie, rein vegetative Symptome.

Bei hochpotenten Neuroleptika jedoch, bestehen die Nebenwirkungen in erster Linie in extrapyramidalen Symptomen wie:

- Frühdyskinsesien
  (Zungenkrämpfe, Blickkrämpfe, Nackensteife, Kiefersperre)
- neuroleptisches Parkinsonoid
  (Einschränkung der motorischen Beweglichkeit, Verlust der Mimik, erhöhte Muskelspannung, Zittern)
- Akathisie
  (Unruhe, Unfähigkeit sitzen zu bleiben, Drang zu ständiger Bewegung)
- Spätdyskinesien
  (unwillkürliche Kau- und Schmatzbewegungen, Dreh- und Schleuderbewegungen der Extremitäten)

Richtlinien einerLangzeitbehandlung bei schizophrenen Patienten sind:

- Indikation:
  Schon bei der Erstmanifestation einer schizophrenen Psychose, an die Rezidivprophylaxe denken.
- Dosierung:
  So niedrig wie möglich, aber so hoch wie nötig.
- Applikationsweise:
  Depot-Neuroleptika garantieren insbesondere bei problematischen Patienten, eine größere Compliance
- Wahl des Präparates:
  Abhängig vom Nebenwirkungsspektrum und von der Art der Erkrankung zu wählen. Bei Depot-Präparaten vom Applikationsintervall. Nach Möglichkeit sollte nach kurzer Zeit auf ein atypisches Neuroleptikum umgestellt werden, oder die Behandlung sofort mit einem atypischen eingeleitet werden.

56. Indikation und Dauer der neuroleptischen Rezidivprophylaxe bei schizophrenen Psychosen

Bei Erstmanifestatition oder langen symptomfreien Intervallen, ist eine 1-2 jährige Rezidivprophylaxe angezeigt.

Wenn bereits 2-3 Manifestationen aufgetreten sind oder, wenn ein Rezidiv innerhalb eines Jahres aufgetreten ist, ist folgend eine mindestens 2-5 jährige Rezidivprophylaxe, erforderlich.

Bei besonders häufig rezidivierenden Psychosen, oder Fremd- und Selbstgefährdung, sollte die zeitlich unbegrenzte Rezidivprophylaxe erwogen werden

Neben diesen allgemeinen Regeln, sollten individuelle Nutzen-Risiko-Erwägungen bestimmend sein, ergo Konsequenzen eines möglichen Rezidivs, beachtet werden.

56.1. Antidepressiva

Die Entwicklung von Substanzen, die depressive Verstimmungen aufhellen können, begann 1957 mit der Entdeckung des Imipramins, durch den Schweizer Psychiater R. Kühn. Vor der Entdeckung dieses Medikamentes, stützte sich die antidepressive Pharmakotherapie vorwiegend, auf die Behandlung mit Opium und die Narkosetherapie.

56.1.1. Definition

Als Antidepressiva (Thymoleptika), werden Medikamente zur Behandlung von Depressionen bezeichnet. Die antidepressiven Substanzen weisen zum Teil recht unterschiedliche Wirkprofile auf. Allen gemeinsam ist die stimmungsaufhellende und antriebsnormalisierende Wirkung, mit der dann ebenso, ein Abklingen der körperlichen Depressionsymptome einhergeht. Antidepressiva haben beim Gesunden keinen Einfluss auf die Stimmung.

56.1.2. Einteilung

In der modernen Antidepressionsbehandlung werden derzeit mehrere Klassen von Antidepressiva genutzt: Man unterteilt die Vielzahl der Antidepressiva auch, nach drei Hauptwirkungskomponenten:

- Depressionslösende, stimmungsaufhellende Wirkung
- Psychomotorisch aktivierende, antriebssteigende Wirkung
- Psychomotorisch dämpfende, sedierend- angstlösende Wirkung

Nach diesem „Drei-Komponenten-Schema", werden die antidepressiven Medikamente charakterisiert. Für die praktische Handhabung genügt es hier, die Antidepressiva nach dem Ausmaß ihrer antriebssteigernd – aktivierenden, oder sedierend - dämpfenden Wirkung einzuteilen.

56.2. Pharmakologie und Biochemie

Es stellte sich in den letzten Jahren heraus, dass Antidepressiva die Konzentration der Neurotransmitter Noradrenalia und Serotonin, im synaptischen Spalt (entweder durch Rückresorbtionshemmung oder durch Hemmung des enzymatischen Abbaus), erhöhen. Zahlreiche Untersuchungen haben ergeben, dass bei einem Teil der Depressiven die Neurotransmitter Serotonin und Noradrenalin, ungleich verteilt, oder erniedrigt waren.

56.3. Praktische Anwendung

Antidepressiva sind heute die bedeutendste Behandlungsform, depressiver Erkrankungen. Die Wirksamkeit von Antidepressiva hängt jedoch insbesondere, von der Schwere des depressiven Syndroms ab. Die Entscheidung, welches Antidepressivum eingesetzt wird, richtet sich immer nach dem Erscheinungsbild der Depression.

Es lassen sich drei depressive Syndromformen unterscheiden:

- überwiegend ängstlich - agitierte
- eher gehemmte
- überwiegend traurig – vital - verstimmte Formen

Unter Berücksichtigung dieser Symptome sollten aufgrund des Drei-Komponenten-Schemas, die entsprechenden Antidepressiva verordnet werden.

Die Dosierung sollte einschleichend erfolgen. Dabei muss die Behandlungsdauer mindestens drei Wochen betragen da mit dem Einsetzen des antidepressiven Effektes, erst nach ca. ein bis zwei Wochen, zu rechnen ist. Zur Herstellung einer guten Compliance, müssen die Patienten hierüber ausreichend informiert und aufgeklärt werden.

56.4. Übersicht über einige Antidepressiva

56.4.1. psychomotorisch aktivierend:

- Aurorix
- Pamate
- Pertofran
- Nortrilen
- Vivalan
- Dogmatil

56.4.2. psychomotorisch neutral:

- Tofranil
- Anafranil
- Noveril
- Gamonil
- Ludiomil
- Tolvin
- Thombran
- Fevarin
- Fluctin

56.4.3. psychomotorisch dämpfend:

- Saroten
- Equilibrin

- Idom
- Stangyl
- Aponal u. a.
- Neueres Serotonin – Wiederaufnahmehemmerpräparat z. B. Cipramil

Wichtig!
Werden Antidepressiva verordnet, so ist dringend zu beachten, dass die stimmungsaufhellende, nach der antriebserhellenden Wirkung einsetzt. Somit besteht latente Gefahr Suizidalität aktiviert, und somit manifest werden kann. Im Akutstadium einer Depression sind wegen des Suizidrisikos, grundsätzlich Vorsorgemaßnahmen zu treffen. Das heißt für eine ambulante Behandlung, dass nur kleinste Mengen des Medikamentes gegeben werden dürfen.

Das erste Anzeichen einer Besserung, ist in der Regel die Normalisierung des Schlafes. Depression erfordert von allen, an der Behandlung beteiligten, ein hohes Maß an Geduld.

56.5. Nebenwirkungen

Bei Antidepressiva stehen typischerweise vegetativ- anticholinerge Nebenwirkungen im Vordergrund:

- Mundtrockenheit
- Schwitzen
- Obstipation
- manchmal Unruhe
- Müdigkeit
- Gewichtszunahme
- Abnahme von Potenz und Libido
- Ödeme
- Verwirrtheitszustände
- Umkippen in Manie
- kardiovaskuläre Störungen

Zu Beginn einer Antidepressionsbehandlung sollte man kein Kraftfahrzeug führen. Die Interaktionen mit anderen Arzneimitteln, bei eventuellen, anderen Erkrankungen, muss vor der Verordnung sorgfältig geprüft werden.

56.6. Phasenprophylaktika

1949 berichtete Cade bereits, über die antimanische Wirkung von Lithium. In den 60er und 70er Jahren, wurde derEffekt von Lithium, ebenfalls eindeutig, bei der manisch-depressiven Erkrankung gezeigt. In den letzten Jahren hat sich ein weiteres Mittel bewährt: Bei dem Antiepileptikum Carbamazepin, hat sich eine rezidivprophylaktische Wirkung bei affektiven, und schizoaffektiven Psychosen, gezeigt.

56.6.1. Definition

Phasenprophylaktika wie Lithium und Carbamazepin ermöglichen es, das Wiederauftreten zukünftiger Krankheitsphasen zu verhindern, oder zumindest seinem Ausmaß und/ oder der Dauer zu vermindern. Dazu sind regelmäßige Blutspiegelkontrollen notwendig, um ein Absinken des Plasmaspiegels, zu kontrollieren.

56.6.2. Anwendung

Bei bipolaren Psychosen ist eine Lithium-Prophylaxe dann indiziert, wenn zwei Phasen, innerhalb von vier Jahren, oder insgesamt drei Phasen, aufgetreten sind. Bei unipolaren Psychosen gelten als Kriterien für hohe Rezidivgefährdung, das Auftreten von zwei Phasen innerhalb von fünf Jahren, oder eine Gesamtzahl von vier Phasen. In 65-80% der Fälle zeigt eine Lithiumbehandlung Erfolg.

Wichtig!

Lithium und Carbamazepin sind keine Medikamente zur Akutbehandlung. Sie werden zur Phasenprophylaxe eingesetzt.

56.6.3. Nebenwirkungen

Unter Lithium sind die häufigsten Nebenwirkungen:

- Durst
- feinschlägiger Händetremor
- Übelkeit
- Gewichtszunahme
- Diarrhöen
- Absolute Kontraindikationen sind akutes Nierenversagen, das erste Schwangerschaftsdrittel und ein Myokardinfarkt.

Nebenwirkungen von Carbamazepin:

- Schwindel
- Kopfschmerz
- Müdigkeit
- Sehstörungen
- Leberfunktionsstörungen
- Arrhythmie
- Bradykardie

56.7. Tranquilizer

Vor der Entdeckung der modernen Psychopharmaka, standen als Beruhigungsmittel neben Opium, Bromide und Chloralhydrat, oder lediglich Paraldehyd und Barbiturate, zur Verfügung.

Mit dem Muskelrelaxans Mephenesin wurde l946, eine angstlösende und muskelentspannende Wirkung der Tranquilizer entdeckt. Damit begann die Zeit der Benzodiazepine.

56.7.1. Definition

Unter dem Begriff Tranquilizer werden Psychopharmaka zusammengefasst, die zur Behandlung von Angst- und- Spannungszuständen verwendet werden.

Charakteristisch für Tranquilizer ist, dass sie eine angstlösende, jedoch keine antipsychotische Wirkung haben.

56.7.2. Einteilung

Tranquilizer werden nach ihrer chemischen Struktur, sowie nach dem praktischen Wirkspektrum eingeteilt.

56.7.2.1. Einteilung nach der chemischen Struktur:

- Benzodiazepin - Tranquilizer
- Niedrigdosierte Neuroleptika
- Chemisch-neuartige Tranquilizer
- Pflanzliche Sedativa
- Substanzen, die auch zur Anxiolyse eingesetzt werden (z.B. Beta-Blocker)

Benzodiazepine werden bei leichteren Symptomen (Nervosität, Gereiztheit, ängstliche Unruhe etc.), eingesetzt. Dazu werden sie in der antipsychotischen Behandlung oft, zusätzlich zu den Neuroleptika, bei schweren Angstzuständen genutzt.

Wichtig!

Benzodiazepine werden vor allem bei Allgemeinmedizinern oft eingesetzt, sie haben ein großes Spektrum und führen, auf Grund anderer Wahrnehmung zur Realität, rasch zu einer Suchtentwicklung. Es ist wichtig, die Benzodiazepine immer in einem Gesamtbehandlungsplan einzugliedern, sie also nicht isoliert, als „Lebenserleichterer" zu verordnen.

Darüber hinaus muss bei der Vergabe ebenfalls beachtet werden, dass einige von ihnen eine hohe Halbwertszeit und Kumulationsgefahr haben.

Zu ihrem klinischen Wirkprofil können Benzodiazepine, auch aufgrund des Ausmaßes ihrer sedierenden, muskelrelaxierenden, antiepileptischen und angstlösenden Wirkung, eingeteilt werden.

56.7.2.2. *Einteilung nach dem Wirkspektrum von Benzodiazepinen*

Handelsname	**Generic name**	**Halbwertzeit**	**Wirkungsdauer**
Tafil	Alpraxolam hauptsächlich anxio-lytisch	10 – 15	mittellang
Lexotanil	Bromazepam hauptsächlich anxiolytisch	12 – 24	mittellang
Tavor	Lorazepam hauptsächlich anxio-lytisch	10 – 18	mittellang
Librium	Chloradiazepoxid mäßig anxiolytisch	10 – 18	langwirkend Kumulationsgefahr
Valium	Diazepam antikonvulsiv mäßig anxiolytisch muskelrelaxierend mäßig sedierend	30 – 40	langwirkend Kumulationsgefahr
Rohypnol	Flunitrazepam stark sedierend mäßig anxiolytisch leicht antikonvulsiv	10 – 25	mittellang
Adumbran	Oxazepam mäßig anxiolytisch leicht sedierend	5 – 18	mittellang
Mogadan	Nitrazepam sedativ antikonvulsiv mäßig anxiolytisch mäßig muskelrela-xierend	20 – 50	mittellang Kumulationsgefahr
Frisium	Clobazam antikonvulsiv mäßig anxiolytisch	10 – 30	langwirkend Kumulationsgefahr

56.7.3. Nebenwirkungen

- Sedierung
- Schwindel
- Muskelschwäche
- Artikulationsstörung
- Appetit-/Sexualstörung
- Gedächtnisstörung
- Paradoxe Wirkung
- Psychische Abhängigkeit
- Persönlichkeitswandel
- Dyphorisch-depressive Verstimmung
- Suchtentwicklung
- Entzugserscheinungen
- vegetative Störungen (Zittern, Schwindel, Schwitzen, Kreislaufstörungen)
- sensorische Wahrnehmungsstörungen
- Depersonalisationsphänomene
- Konzentrationsstörungen
- Delirien
- zerebrale Krampfanfälle
- Funktionspsychosen

56.7.4. Gegenanzeigen

- Akute Intoxikationen durch Analgetika, Alkohol und Pharmaka.

Schlusswort

Diese vorliegende Arbeit versteht sich als Leitfaden für alle Personalbeteiligten, in Pflegeberufen.

Mein Buch habe ich mit besten Wissen und Gewissen, zusammengefasst.

Ich wünsche mir als Fazit dieses Curriculum, eine ordentliche Umsetzung dessen, bei jedem Einzelnen. Verantwortung ist mehr, als nur Wissen. Sie ist Liebe zum Beruf, sie ist Lernfähigkeit- und Wille, bis zum letzten Tag genau hinzusehen. Danach zu handeln und damit zu erreichen, dass diese Arbeit Früchte trägt.

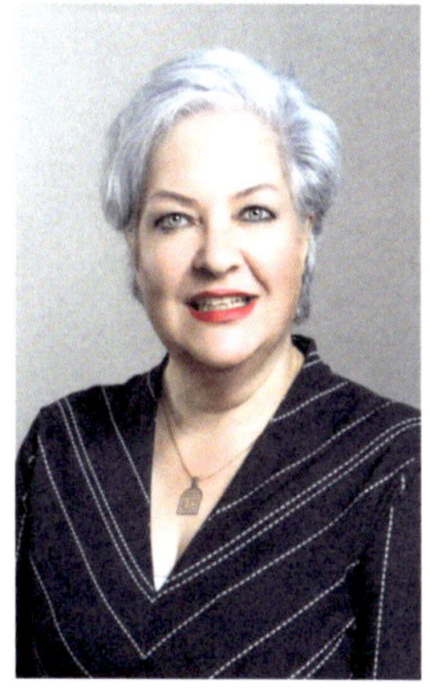

Farzaneh Naieni wurde 1964 im Iran geboren.

Ihre Jugend verbrachte sie in Teheran, bis sie 1986 nach Deutschland kam.

Nach dem Abitur, arbeitete Farzaneh lange als examinierte Altenpflegerin. Währenddessen bildete sie sich ständig, in berufsnahen Feldern, weiter. Pflege-und Bereichsleitung, ist nur ein Teil ihrer Entwicklung. Mit dem Studium zur Dozentin in der Erwachsenenbildung an der Universität Münster, wuchs in ihr der Gedanke, mit einer großen Zusammenfassung über die Bereiche der Gerontopsychiatrie, an die Öffentlichkeit zu treten.

Da bisher kein Kompaktwerk über diesen Zweig der Psychiatrie besteht ist es ihr Wunsch, Schülern, Dozenten, Kollegen-/ innen aller sozialen und pflegenden Berufe, kommendem Pflegepersonal und vielen anderen ein Handbuch vorzulegen, mit dem ihr Wissen Nährboden für alle Beteiligten sei.

Hier entstand ein Buch, von dem auch Angehörige Betroffener, einen Leitfaden für psychisch veränderte Menschen, erhalten.

Die Liebe zum Menschen und der Pflege, der unglaublichen Neugier auf Zusammenhänge und die adäquate Methode zur Pflege, dem Zusammensein mit Patienten, ließ Farzaneh Naieni bis heute nicht los.

Während Patienten die Türen der Psychiatrie hinter sich schließen, eine Mischung aus Erleichterung und Aufregung. Sie haben nun das Vertrauen und die Werkzeuge, um eigenes Leben in die Hand zu nehmen.

„Durch meine Erfahrungen in der Psychiatrie habe ich gelernt, dass psychische Gesundheit genauso wichtig ist wie körperliche Gesundheit. Es ist entscheidend, dass wir uns selbst und andere mit Mitgefühl und Verständnis behandeln..."

„Obwohl die Straße zur Genesung oft steinig ist, möchte ich anderen Mut machen, nicht aufzugeben. Es gibt Hilfe, Unterstützung und Wege, um wieder ein erfülltes Leben zu führen."

Die ehrliche Hoffnung auf Kausalität in der Medizin, das Wissen um Zusammenhang zwischen Diagnose und Pflege/ Betreuung, darf nun in gesammelter Form, dem Leser Erfolg bringen.

Dr. Michael Weh

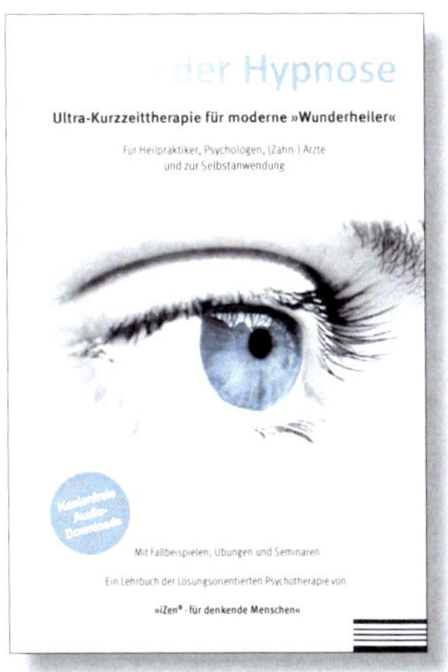

Shaker Media

ISBN 978-3-95631-541-1

314 Seiten

Deutsch

Paperback

20,5 x 13,5 cm

14,90 EUR

Magie der Hypnose

Ultra-Kurzzeittherapie für moderne Wunderheiler

Ultrakurzzeit-Heilung ist JETZT möglich!

Wollten Sie schon immer Hypnose erlernen oder schnelle Heilungen bewirken? Wie kann man nahezu alle möglichen Symptome in nur einer Sitzung heilen? Wie arbeiten „Wunderheiler“ auch ohne Hypnose?

Ein Praxishandbuch für Heilpraktiker, Psychotherapeuten und motivierte Selbstanwender.

Hier lernen Sie voneinander unabhängig effektive Hypnose-Techniken und lösungsorientierte, systemische Kurzzeittherapie in 18 einfachen Modulen kennen.

Schauen Sie den erfolgreichsten Therapeuten über die Schulter und entdecken Sie ALLE TRICKS der fähigsten (Show-)Hypnotiseure; auch „Black Hypnosis“ ist ein Thema dieses faszinierenden Buches, das sich bereits in regelmäßigen Seminaren bewährt hat!

Die „geheime“ Kunst hypnotischer Sprachmuster, steht Ihnen ab jetzt zum Nutzen Ihrer Patienten oder für Ihre eigene Heilung zur Verfügung. Mit vielen Fallbeispielen, Übungen und kostenfreien Audiomeditationen.

Der Autor lehrt in regelmäßigen Seminaren aus jahrzehntelanger Erfahrung, kompetent und spannend, praxisnah und effektiv!

Werner Siegert, Ingrid Schumacher

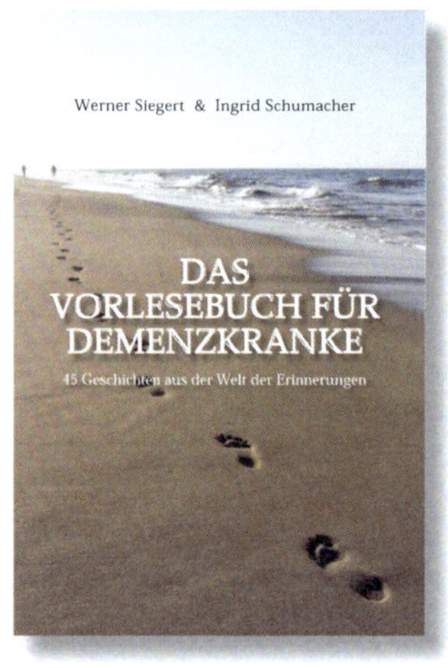

Shaker Media

ISBN 978-3-86858-970-2

118 Seiten

Deutsch

Paperback

16 x 23 cm

14,90 EUR

Das Vorlesebuch für Demenzkranke

45 Geschichten aus der Welt der Erinnerungen

Vorlesen - das ist für Demenzkranke eine aussichtsreiche Chance, Reste ihres Erinnerungs- und Denkvermögens zu aktivieren. Unser Gehirn vergisst offenbar das, was es als Erstes gespeichert hat, zuallerletzt. Oft können sich Hochbetagte an Einzelheiten aus frühen Kindertagen bestens erinnern und lange Gedichte und Lieder mit sämtlichen Strophen rezitieren und singen.

Die 45 kurzen Geschichten in diesem Vorlesebuch nutzen diese Fähigkeiten, indem sie Erinnerungen an Freudentage der Kindheit, an die erste Liebe, an markante Kindheitsereignisse wieder wachrufen. Auch die Liebe zu Tieren wird wiederbelebt. Es handelt sich durchweg um die Schilderung tatsächlicher, überwiegend frohgemuter Begebenheiten. Die Autoren waren jung, als die Patienten jung waren. Sie haben erlebt, was viele der Patienten so oder so ähnlich auch erlebt haben, und nehmen sie mit in mehr oder minder glückliche Zeiten.

Dr. Werner Siegert ist ein Grenzgänger. Jahrzehntelang war er leitend, beratend, trainierend sowie als Fachautor und Chefredakteur im Themenbereich des Managements tätig und ist es immer noch. Im Stillen hat er aus der Fülle menschlicher Begegnungen einen Schatz von Lebensgeschichten angesammelt, aus dem er in Romanen, Novellen und Kurzgeschichten schöpft. Erst spät hat er sich entschlossen, erste belletristische Manuskripte zur Veröffentlichung freizugeben. Wer seinen Namen „googelt“ trifft auch auf Sachbücher z.T. sozialkritischen Inhalts und sogar auf satirische Kabinett-Stückchen. Siegert lebt in Stockdorf bei München, unweit des Starnberger Sees.